町田志樹（まちだしき）の聴いて覚える解剖学

循環器・呼吸器

＋心電図編

町田志樹 Shiki Machida

Listening and Learning

Listening Movie

Audio File mp3

CARDIOVASCULAR
SYSTEM,
RESPIRATORY
SYSTEM
and ECG

三輪書店

序 文

　「町田志樹の聴いて覚える解剖学シリーズ」の第3弾として，循環器・呼吸器＋心電図編を上梓することができた．本書は医療職にとっては欠かせない循環器・呼吸器に関する知識を，目だけではなく耳からも学ぶことができる画期的な1冊となっている．また解剖学の構造のみではなく生理学や循環器・呼吸器に関連する疾患まで，幅広く学習できるよう，さまざまな工夫を盛り込んでいる．

　第1弾の「町田志樹の聴いて覚える起始停止」が出版された翌年以降，新型コロナウイルスの感染拡大によって我々の学びの環境は大きく一変した．従来の紙媒体と対面型講義が主体の学習スタイルからパソコンやスマートフォンなどのICT (Information and Communicaion Technology) 機器を用いた教育の導入が急速に求められ，多くの学生がその習熟に苦心したのではないだろうか．そんななか，スマートフォンを使用した「聴き流し学習」が可能な本シリーズを学習に使用し，飛躍的に学習効率が向上したとの声を全国から多くいただき，著者として非常に嬉しく思っている．

　本書は看護師，理学療法士，作業療法士，言語聴覚士，柔道整復師，鍼灸師を目指す学生を想定し，国家試験や臨床で求められる知識を踏まえて内容の選定を行った (選定には前回に続き，木ノ瀬翔太先生にご協力いただいた．この場をお借りして心より御礼申し上げます)．特に多くの方が苦手意識を持つ心電図や肺区域の覚え方 (ブロンコ体操) については，動画と音声を用いて楽しく学んでいただけるのではないかと自負している．また現役の学生のみではなく，現職者の学び直しにも十二分に活用できる1冊となっている．是非，本書を通じて身に付けた循環器・呼吸器の見識が，皆様の臨床の一助となることを心から願っております．

　2023年2月

　　　　　　　　　　　　　　　　　　　　　　　　町田 志樹

本書の使い方

本書はさまざまな方法で，解剖学の基礎知識を効率よく覚えられるように工夫しています．ご自身の生活や好みに合わせて，いろいろな使い方を試してみてください．

❶ 読んで覚える！

本書は循環器・呼吸器の構造や機能が理解しやすいシンプルな図と，臨床や国家試験を想定した必要最小限の記載で構成しています．まずは全体像を理解し，次に図と解説を関連づけながら徐々に知識を増やしていきましょう．専門的な用語にはフリガナをふっているため，初学者にも安心です．

❷ 聴いて覚える！

本書の内容を収録した音声を，スマートフォンなどにダウンロードすることが可能です．ぜひ，すきま時間を利用した"聴き流し学習"に活用してください．

スマホ・タブレットで
QRコードを読み込む

▼

パソコンからアクセスしてダウンロードする

https://shop.miwapubl.com/user_data/9784895907422

I―循環器

9 冠状循環 (かんじょうじゅんかん)

心臓は常に血液を拍出するため酸素の需要が高く，心拍出量の約5％が供給されている．心臓の栄養に関わる血液循環は冠状循環と呼ばれ，以下に区分される．

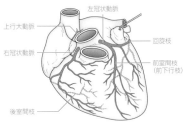

上行大動脈
右冠状動脈
後室間枝
左冠状動脈
回旋枝
前室間枝（前下行枝）

冠状動脈（前面）

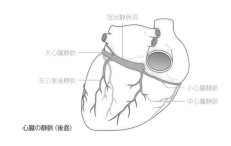

冠状静脈洞
大心臓静脈
左心室後静脈
小心臓静脈
中心臓静脈

心臓の静脈（後面）

1 冠状動脈 (かんじょうどうみゃく)

上行大動脈(じょうこうだいどうみゃく)の起始部にある大動脈洞(だいどうみゃくどう)から，2本の枝として起こる．
①左冠状動脈：
大動脈洞から起こった後に2本の終枝に分かれる．

❸ 見て覚える！

本書の解説を音声にし，図と組み合わせた
"リスニング動画"を視聴することが可能で
す．図に動きが加わることで理解しやすく
なり，記憶の定着率もアップ．効率的に学
習できます．視聴するには、各ページの
QRコードを読み取ってください．
（リスニング動画をご利用の際にはp.viiの
利用規約を必ずお読みください）

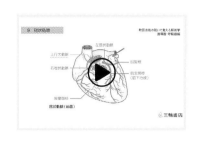

● 前室間枝（前下行枝）：
　左心室の前面を下行した後に心尖を越え，後室間枝と吻合する．
　左心房，左心室，右心室の一部，心室中隔の前2/3を栄養する．
● 回旋枝：
　左心房と左心室の間を通過し，心臓の後面に向かう．
②右冠状動脈：
　右心房と右心室の間を通過し，心臓の後面で後室間枝となる．
　右心房，右心室，左心室の下部，心室中隔の後1/3を栄養する．

2 心臓の静脈

心臓からの静脈血は以下の経路により，右心房ないし右心室へ流入する．
①冠状静脈洞：
　心臓の後面にある長さ約3cmの部位で，静脈血の約2/3が通過して右心房へ入
る．大心臓静脈，中心臓静脈，小心臓静脈，左心室後静脈が流入する．
②前心臓静脈・細小静脈：
　冠状静脈洞を通過せずに右心房ないし右心室に至る経路で，静脈血の約1/3が
通過する．

> **もっと！知りたい**
>
> ### 機能血管と栄養血管
>
> 　心臓は常に流入する血液を，全身に拍出し続ける機能を担っている．心臓
> には大量の血液が流入するにも関わらず，その栄養は冠状動脈という別の血
> 管から受けている．このように各器官特有の機能に関わる血管は機能血管，
> 器官自体を栄養する血管は栄養血管と呼ばれている．主要な臓器の機能血管
> と栄養血管には，以下のものがある．
>
> | | 機能血管 | 栄養血管 |
> |---|---|---|
> | 心臓 | （大循環・小循環に関わる構造） | |
> | 肺 | 肺動脈・肺静脈 | |
> | 肝臓 | 門脈 | |

17

---

❹ 繰り返し覚える！

学んだ事が記憶できてい
るか，暗記シートを使っ
て確認しましょう．自分
の苦手な箇所を把握し，
何度も学習することによ
り，確実に知識を身につ
けることができます．

＼さらに／

コラムで理解を深める
コラムには実習や国家試
験，臨床を想定した内容
をふんだんに盛り込んで
います．コラムを通じて
情報を「使える知識」にレ
ベルアップさせましょう．

リスニング動画 音声ファイル の視聴について

- 動画・音声は本書をご購入いただいた方のみへのサービスです.
- 本サービスはすべての環境で利用できることを保証するものではありません. お使いの端末やブラウザの設定によっては利用できない, もしくは正しく表示されない場合があります.
- リスニング動画・音声ファイルをご利用の際には, 次の注意事項, また右ページの利用規約を必ずお読みください.

リスニング動画

　本書に掲載している大部分の項目は, リスニング動画で視聴することができます. 各項目の最初のページ上部にあるQRコードを, スマートフォンやタブレットなどの端末で読み取ってください.

音声ファイル

- スマートフォンやタブレットの場合

　右記のQRコードを読み取ると, 音声ファイルのリンク先が掲載されたウェブサイトが表示されます. 聴きたい音声ファイル名をクリックしてください. お使いの機器で指定された場所へ音声ファイルが保存されます.

- パソコンの場合

　下記のURLにアクセスすると, 音声ファイルのリンク先が掲載されたウェブサイトが表示されます. 聴きたい音声ファイル名をクリックしてください. お使いのパソコンで指定された場所へ音声ファイルが保存されます.

https://shop.miwapubl.com/user_data/9784895907422

〈注意事項〉

- QRコードは読み取り用のアプリケーションなどで読み取ることができます. お使いの端末やアプリケーションによって操作方法が異なる場合がありますので, 読み取り方法は各機器の取扱説明書をご覧いただくかメーカーにお問い合わせください.
- お使いの端末で動画が再生できるかどうか確認するには, 株式会社Jストリームのチェックツールhttps://www.stream.co.jp/check/office/ (URLは変更される場合があります) をご利用ください.
- 音声ファイルの保存方法は, お使いの機器により異なります. 使用方法は各機器の取扱説明書をご覧いただくかメーカーにお問い合わせください.

利用規約

この利用規約 (以下「本規約」といいます) は，株式会社三輪書店 (以下「当社」といいます) がウェブサイト上で提供する動画等配信サービス (以下「本サービス」といいます) の利用条件を定めるものです．本サービスを利用した利用者は規約に同意したものとみなします．本規約に同意いただけない場合は本サービスの利用をお控えください．

本サービスの利用

本サービスの利用は，利用者の責任において行ってください．本サービスの利用により発生する通信料は利用者の負担となります．

著作権

本サービスに含まれているコンテンツ，および情報 (データ) の集合体に関する著作権その他一切の権利は当社が保有または管理しています．

禁止事項

利用者に対し次の行為を行うことを禁止します．

(1) 本サービスに含まれるコンテンツ，および情報 (データ) の一部または全部を個人利用以外の目的で保存，複製，使用すること．

(2) 本サービスに含まれるコンテンツ，および情報 (データ) の一部または全部を翻案，改変，アップロード，掲示，送信，頒布すること．

(3) 法令または本規約に違反すること．

(4) 当社のネットワーク，サーバまたはシステムに不正にアクセスすること，または不正なアクセスを試みること．

(5) その他，当社が不適切と判断すること．

サービス内容の変更

当社は利用者に通知することなく当社の判断で本サービスの全部または一部を変更，中断，廃止することができるものとします．

免責

当社は本サービスの完全な利用を利用者に保証するものではありません．本サービスに含まれる内容または情報を利用することにより，直接的または間接的に利用者が損害を被ったとしても当社は一切の責任を負いません．

利用規約の変更

当社は本規約を変更することができるものとします．本規約の変更は，変更内容を公開した時点から有効となり，その後本サービスを利用した利用者は変更後の規約に同意したものとみなします．

CONTENTS

I — 循環器

Ⅱ ― 呼吸器

イラスト：スタジオ・コア 昆 工

撮影協力：東京リハビリ整形外科クリニックおおた 佐々木 優太

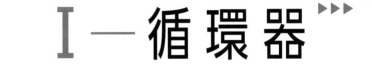

Ⅰ─循環器

1 肺循環と体循環

　全身に血液を循環させることにより，さまざまな物質を運ぶシステムを循環器系という．その主な役割は，血液による全身への酸素の運搬と二酸化炭素の回収である．循環の経路は肺循環と体循環に区分される．

1 肺循環 (小循環)

　右心室から送り出された静脈血が肺を通過し，動脈血となって左心房に至る経路．血液は以下の順に各構造を通過する．（右心室から駆出された静脈血が肺動脈，肺でガス交換された後の動脈血が肺静脈を通過する点に注意．）

> 右心室 ➡ 肺動脈弁 ➡ 肺動脈 ➡ 肺 ➡ 肺静脈 ➡ 左心房

2 体循環 (大循環)

　左心室から送り出された動脈血が全身を経由し，右心房に至る経路．また体循環の一部は消化管で吸収された栄養素や内分泌腺から分泌されたホルモンの輸送，腎臓による老廃物の排泄にも関わる．血液は以下の順に各構造を通過する※．

> 左心室 ➡ 大動脈弁 ➡ 上行大動脈 ➡ 全身
> ➡ 上大静脈・下大静脈・冠状静脈洞 ➡ 右心房

※ 冠状循環はp.16参照．

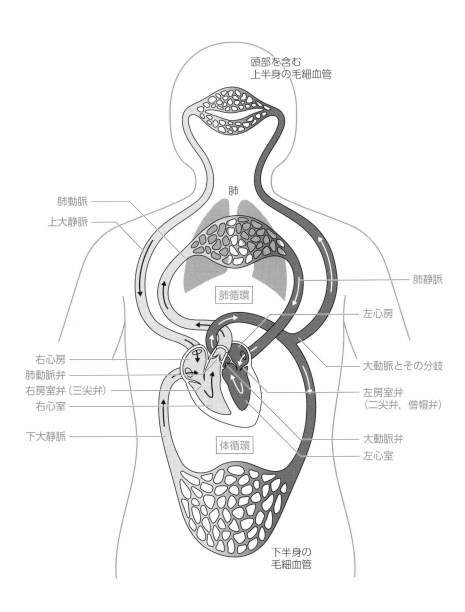

頭部を含む
上半身の毛細血管

肺

肺動脈

上大静脈

肺循環

肺静脈

左心房

大動脈とその分岐

右心房

肺動脈弁

右房室弁（三尖弁）

右心室

左房室弁
（二尖弁，僧帽弁）

下大静脈

大動脈弁

左心室

体循環

下半身の
毛細血管

2 動脈と静脈

　血液が通過する管は血管と呼ばれ，その壁は内腔から順に内膜・中膜・外膜の３層からなる．血管は動脈・毛細血管・静脈に区分される．

1 血管壁

①内膜：内腔を覆う一層の内皮細胞と，その外側のわずかな結合組織からなる．
②中膜：血管壁の本体となる部位で，平滑筋細胞を多く含む(動脈と静脈でその厚さは著しく異なる)．
③外膜：血管の壁の最外層で，疎性結合組織からなる．

2 動脈

①弾性動脈：
中膜に多量の平滑筋と弾性線維を含むため，非常に太い．その弾性により，血圧の調節や持続的な血流の保持に関与している．

②筋性動脈(抵抗血管)：
器官内にある細い動脈で中膜は主に平滑筋によって構成され，弾性線維は乏しい．平滑筋の収縮・弛緩により，血流量を調整する役割をもつ．その末端は細動脈と呼ばれ，血流調節の役割がより大きい．

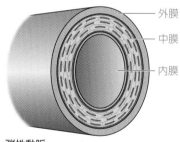

外膜
中膜
内膜

弾性動脈

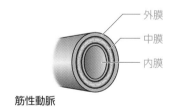

外膜
中膜
内膜

筋性動脈

3 毛細血管

細動脈と細静脈の間の領域で，血管壁は平滑筋を欠くため極めて薄い．静水圧や膠質浸透圧の作用により，血液と組織の間の物質交換(酸素・二酸化炭素・栄養素・老廃物など)の場となる．

4 静脈

中膜の平滑筋や弾性線維が乏しく，血管壁が
薄い(そのため血液が透けて青く見える)．
静脈は毛細血管を通過した後に細静脈として
始まり，全身の血液の2/3以上が流れるた
め容量血管とも呼ばれている．直径1 mm
以上の静脈には静脈弁がみられ，血液の逆流
を防いでいる．

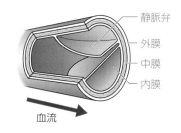

静脈弁
外膜
中膜
内膜

血流

もっと! 知りたい

循環器系と老化

　老化とは生物が死へと向かうプロセスであり，成長・発達と同様に誰にで
も平等に訪れる．循環器系は老化により，以下の変化が起こる．

■ 心臓
①血圧の上昇によって心臓にかかる負担が増加し，左心室の肥大が起こ
る．
②運動負荷時の心機能上昇の程度が減弱する(予備能の低下)．
③心臓の弁に加齢性退行が生じ，大動脈弁狭窄症や僧帽弁逆流症が増加
する．
④刺激伝導系の老化変性により，不整脈が起こりやすくなる．

② 脈管系
①動脈壁の肥厚と結合組織の増加により，動脈壁の伸展性が低下する(動
脈硬化)．
②末梢血管抵抗の上昇に伴い，収縮期血圧が上昇する(p.15「血圧につい
て」参照)．
③高血圧症により，全身の各臓器の疾患が起こりやすくなる．

3 心臓の外景

　心臓は厚い壁をもつ中空性器官で，縦隔 (p.110) の中央に位置している．全身に血液を送り出すポンプの役割をもっており，大きさは握りこぶしと同程度である (成人で200〜300 g).

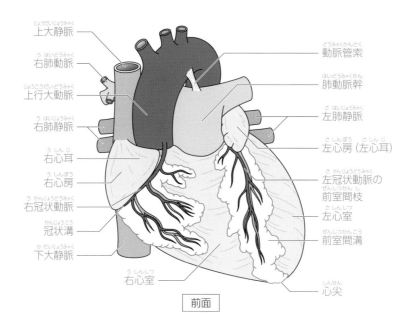

上大静脈
右肺動脈
上行大動脈
右肺静脈
右心耳
右心房
右冠状動脈
冠状溝
下大静脈
右心室

動脈管索
肺動脈幹
左肺静脈
左心房 (左心耳)
左冠状動脈の前室間枝
左心室
前室間溝
心尖

前面

● 心底：心臓の右後上方の広い領域．
● 心尖：心臓の左前下方の尖った部位．左の第5肋間隙，鎖骨中線のやや内側で胸郭の後面に触れる．この部位で触れる心臓の拍動を心尖拍動という．
● 心軸：心底の中央と心尖を結ぶ軸で，左前下方を向く．

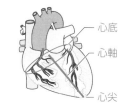

心底
心軸
心尖

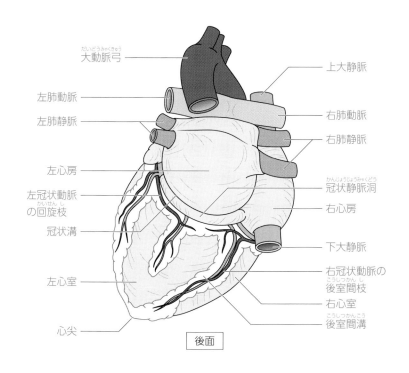

大動脈弓 ── 上大静脈
左肺動脈 ── 右肺動脈
左肺静脈 ── 右肺静脈
左心房 ── 冠状静脈洞
左冠状動脈の回旋枝 ── 右心房
冠状溝 ── 下大静脈
左心室 ── 右冠状動脈の後室間枝
心尖 ── 右心室
── 後室間溝

後面

4　心臓の内景

心臓の内景は右心房・右心室，左心房・左心室の４つの部屋に区分される．

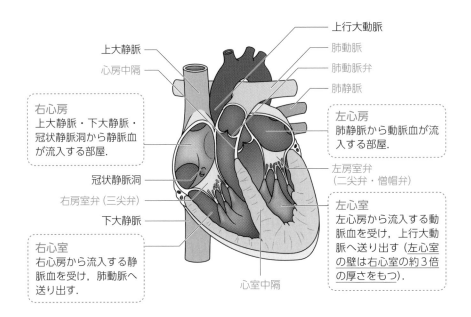

上行大動脈

上大静脈

心房中隔

肺動脈

肺動脈弁

肺静脈

右心房
上大静脈・下大静脈・
冠状静脈洞から静脈血
が流入する部屋．

左心房
肺静脈から動脈血が流
入する部屋．

冠状静脈洞

左房室弁
（二尖弁・僧帽弁）

右房室弁（三尖弁）

左心室
左心房から流入する動
脈血を受け，上行大動
脈へ送り出す（左心室
の壁は右心室の約３倍
の厚さをもつ）．

下大静脈

右心室
右心房から流入する静
脈血を受け，肺動脈へ
送り出す．

心室中隔

- **右房室弁**：右心房と右心室の間の弁で，三尖弁とも呼ばれる．
- **肺動脈**：右心室と肺をつなぐ血管で，肺動脈弁が備わっている（静脈血が通過する点に注意）．
- **肺静脈**：肺と左心房をつなぐ血管で，２本の左肺静脈・右肺静脈からなる（動脈血が通過する点に注意）．
- **左房室弁**：左心室と左心室の間の弁で，二尖弁ないし僧帽弁とも呼ばれる．
- **心房中隔**：心房を左右に隔てる壁で，卵円窩 (p.10) がある．
- **心室中隔**：心室を左右に隔てる壁で，刺激伝導系 (p.14) の一部を含む（His束，右脚，左脚など）．

　左右の心房・心室の間と心室からの出口にはそれぞれ，左・右房室弁と肺・大動脈弁が備わっている．弁の突き出た部分は弁尖と呼ばれ，左・右房室弁の弁尖は腱索を介して乳頭筋と連続している．この一連の構造がパラシュートのように働くことにより，血液の逆流を防いでいる．

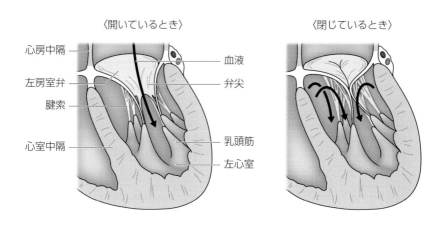

〈開いているとき〉　　　　　　　　〈閉じているとき〉

心房中隔　　　　　　　　　　　　　　血液
左房室弁　　　　　　　　　　　　　　弁尖
腱索
　　　　　　　　　　　　　　　　　　乳頭筋
心室中隔　　　　　　　　　　　　　　左心室

心臓の弁の構造（左房室弁）

もっと！知りたい

心臓弁膜症

　心臓の弁に生じるさまざまな異常は心臓弁膜症と呼ばれ，心臓疾患の中で大きな割合を占める．強い圧が加わる左房室弁と大動脈弁に生じることが多く，以下の2型に分類される．

● **閉鎖不全**：弁の閉鎖が不完全なため，血液の逆流が起こる．
● **狭窄**：弁の開放が不完全なため，血液の通過が妨げられる．

5　胎児の血液循環

　胎児は肺での呼吸を行わないため，胎盤を介してガス交換・栄養補給・不要物の排泄を行う．そのため，胎児の血液循環には**2つの迂回路**がある．

①2本の臍動脈によって胎盤へ血液が送られる．
②1本の臍静脈から酸素と栄養に富んだ血液が送りだされる．
③肝臓の下面に達し，静脈管 (アランチウス管) を通過して下大静脈に注ぐ．
④右心房に達した後に心房中隔の卵円孔を通過し，左心房に入る ➡ **第1の迂回路**．
⑤左心室から上行大動脈へ拍出され，上半身へ血液が送られる．
⑥上大静脈から右心房へ戻った血液の大部分は，右心室から肺動脈幹へ拍出される．
⑦動脈管 (ボタロ管) を通過して下行大動脈へ入る ➡ **第2の迂回路**．

もっと! 知りたい

第一啼泣

　出産後，分娩に伴う刺激によって脳の呼吸中枢が刺激され，人生で最初の吸息が行われる．その後に続く大きな泣き声は第一啼泣 (一般的に言う産声) と呼ばれ，その直後から肺呼吸が始まる．肺呼吸開始後に左心房への血液の環流によって卵円孔は閉鎖して卵円窩となり，血管壁の筋収縮によって動脈管 (ボタロ管)・静脈管 (アランチウス管)・臍動脈・臍静脈はそれぞれ動脈管索・静脈管索・臍動脈索・臍静脈索 (肝円索) となる．

出生前		出生後
卵円孔	➡	卵円窩
動脈管 (ボタロ管)	➡	動脈管索
静脈管 (アランチウス管)	➡	静脈管索
臍動脈	➡	臍動脈索
臍静脈	➡	臍静脈索 (肝円索)

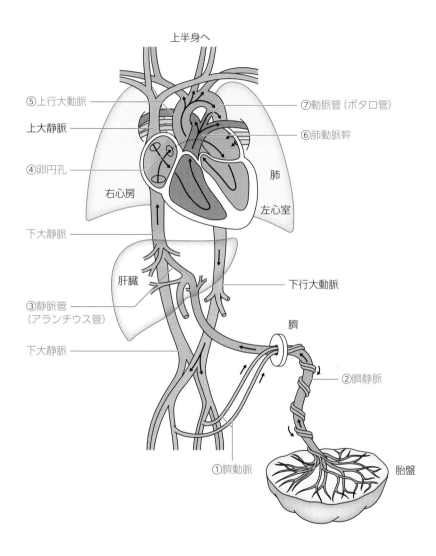

上半身へ

⑤上行大動脈

上大静脈

④卵円孔

右心房

下大静脈

肝臓

③静脈管
（アランチウス管）

下大静脈

①臍動脈

⑦動脈管（ボタロ管）

⑥肺動脈幹

肺

左心室

下行大動脈

臍

②臍静脈

胎盤

6 心臓壁・心膜
しんぞうへき　しんまく

1 心臓壁

心臓壁は以下の3層から構成されている.
- 心内膜：心臓の内面を覆う薄い層.
- 心筋層：心臓の主体となる層で，心筋線維によって構成されている.
- 心外膜：心臓の外面を覆う層で，漿膜性心膜の臓側板に相当する.

2 心膜

心臓と大血管の起始部は，厚い心膜によって包まれている．心膜の構造は内層と外層で以下に区分される.
- 線維性心膜：心膜の外層に相当し，大血管の外膜・胸骨の後面・横隔膜の腱中心などと結合している.
- 漿膜性心膜：心膜の内層に相当し，壁側板と臓側板に分かれる．その間の空間は心膜腔と呼ばれ，少量の漿液を含んでいる.

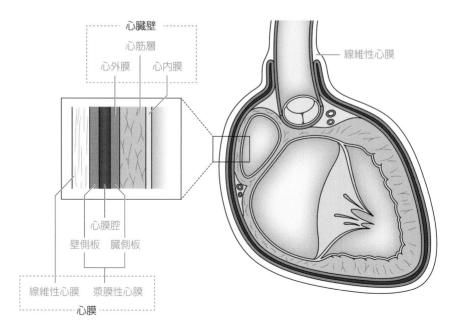

7 筋組織と心筋

筋組織は骨格筋・平滑筋・心筋に区分される.

1 骨格筋

いわゆる「筋肉」を構成する筋組織で,体性神経によって支配されている.

● 意思によって制御できるため随意筋と呼ばれる.

● 横紋構造をもつため横紋筋とも呼ばれている.

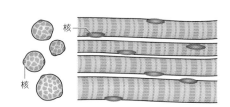

2 平滑筋

内臓の筋層や血管壁,皮膚の立毛筋,眼球の瞳孔括約筋や毛様体筋を構成する筋組織で,自律神経によって支配されている.意思によって制御できないため不随意筋と呼ばれている.

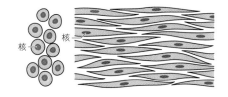

3 心筋

心臓壁に広がる筋組織で,心筋層を構成する固有心筋と規則的な興奮の発生と伝導を行う特殊心筋に区分される.

● 意思によって制御できないため不随意筋と呼ばれる.

● 横紋構造をもつため横紋筋とも呼ばれている.

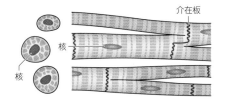

	横紋構造の有無	随意性の有無
骨格筋	○	○
平滑筋		
心筋	○	

8 刺激伝導系
（しげきでんどうけい）

　心臓は神経による刺激がなくても自ら周期的に興奮し，絶えず収縮・拡張を繰り返す性質をもつ．心臓の自動性に関わる部位は機能的には刺激伝導系，組織学的には特殊心筋と呼ばれている．

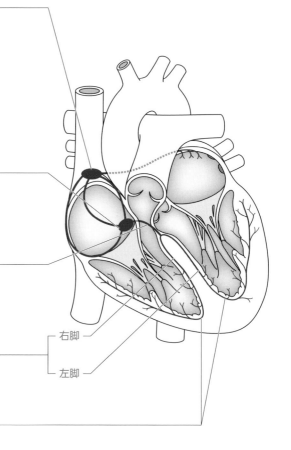

①洞房結節（どうぼうけっせつ）（キース-フラック結節，洞結節）

　上大静脈（じょうだいじょうみゃく）が右心房（うしんぼう）に開口する部位に存在し，心臓の自動性の源となるためペースメーカー（歩調取り）と呼ばれている．

②房室結節（ぼうしつけっせつ）（田原結節（たわらけっせつ））

　心房中隔の後下部に存在し，興奮をヒス束（房室束）（しつそく）へ伝える．

③ヒス束（房室束）

　心室中隔（しんしつちゅうかく）の膜性部（まくせいぶ）に存在し，心房の興奮を心室へ伝える．

④左脚・右脚（さきゃく・うきゃく）

　ヒス束は心室に入ると左脚と右脚に分岐する．

⑤Purkinje線維（プルキンエせんい）

　刺激伝導系の最終的な枝で，左右それぞれの心室壁（しんしつへき）に分布する．

右脚

左脚

もっと！知りたい

血圧について

　血管系のある1点における圧力は血圧と呼ばれ，厳密には動脈血圧と静脈血圧に区分される．臨床場面では，主に上腕動脈の動脈血圧を血圧として扱うことが多い．血圧の単位にはmmHg※が用いられ，以下の公式で表すことができる．

血圧＝心拍出量×総末梢血管抵抗
- 心拍出量＝1回拍出量（安静時で約70 mL）×脈拍数
- 心拍出量には，血流量も関与する

　血圧は心室の収縮・拡張の周期に伴って常に変動しており，最大値を最高血圧（収縮期血圧），最低値を最低血圧（拡張期血圧）という．また両者の差（最高血圧－最低血圧）は脈圧と呼ばれ，血圧変動の振幅や動脈硬化の程度を示している．

　体循環の血圧が，基準値を超えて高くなった状態を高血圧という．慢性的な高血圧は心疾患や脳血管疾患をはじめ，さまざまな合併症を引き起こす原因となるため注意が必要となる．

※ 読み方にはミリメートルエイチジー，水銀柱ミリメートル，ミリメートルマーキュリーなどがある．

9 冠状循環

心臓は常に血液を拍出するため酸素の需要が高く，心拍出量の約5%が供給されている．心臓の栄養に関わる血液循環は冠状循環と呼ばれ，以下に区分される．

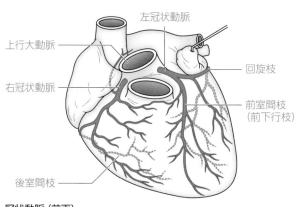

冠状動脈（前面）

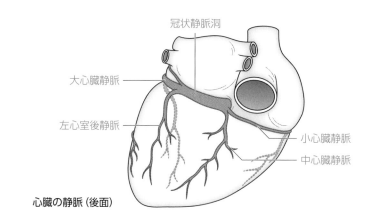

心臓の静脈（後面）

1 冠状動脈

上行大動脈の起始部にある大動脈洞 (Valsalva洞) から，2本の枝として起こる．
①左冠状動脈：
　大動脈洞から起こった後に2本の終枝に分かれる．

● 前室間枝 (前下行枝)：
　左心室の前面を下行した後に心尖を越え，後室間枝と吻合する．
　左心房，左心室，右心室の一部，心室中隔の前2/3を栄養する．
● 回旋枝：
　左心房と左心室の間を通過し，心臓の後面に向かう．
② 右冠状動脈：
　右心房と右心室の間を通過し，心臓の後面で後室間枝となる．
　右心房，右心室，左心室の下部，心室中隔の後1/3を栄養する．

2 心臓の静脈

心臓からの静脈血は以下の経路により，右心房ないし右心室へ流入する．
① 冠状静脈洞：
　心臓の後面にある長さ約3cmの部位で，静脈血の約2/3が通過して右心房へ入る．大心臓静脈，中心臓静脈，小心臓静脈，左心室後静脈が流入する．
② 前心臓静脈・細小心臓静脈：
　冠状静脈洞を通過せずに右心房ないし右心室に至る経路で，静脈血の約1/3が通過する．

もっと！知りたい

機能血管と栄養血管

　　心臓は常に流入する血液を，全身に拍出し続ける機能を担っている．心臓には大量の血液が流入するにも関わらず，その栄養は冠状動脈という別の血管から受けている．このように各器官特有の機能に関わる血管は機能血管，器官自体を栄養する血管は栄養血管と呼ばれている．主要な臓器の機能血管と栄養血管には，以下のものがある．

	機能血管	栄養血管
心臓	(大循環・小循環に関わる構造)	冠状動脈・冠状静脈
肺	肺動脈・肺静脈	気管支動脈・気管支静脈
肝臓	門脈	固有肝動脈

10 心不全
しんふぜん

　何らかの原因によって心臓のポンプ機能が低下し，全身の各組織に対して血液を拍出できなくなった状態を心不全という．心不全の病態は，右心系の右心不全と左心系の左心不全に区分される．
しん　　　　　　　　　　　　　　ふぜん　　　　　　　　　　　　　さしんふぜん

▌1　右心不全

右心室の心筋障害・肺動脈狭窄・三尖弁逆流などによって起こる心不全で，上・下
うしんしつ　しんきんしょうがい　はいどうみゃくきょうさく　さんせんべんぎゃくりゅう
大静脈に血液がうっ滞して静脈圧が上昇する．その結果，以下の症状が起こる．
だいじょうみゃく　　　　　　　　　　　たい　　　じょうみゃくあつ

●右心房圧の上昇 うしんぼうあつ	●頸静脈の怒張 けいじょうみゃく　どちょう
●肝腫大 (肝機能障害) かんしゅだい　かんきのうしょうがい	●浮腫 (特に下腿) ふしゅ　　　かたい

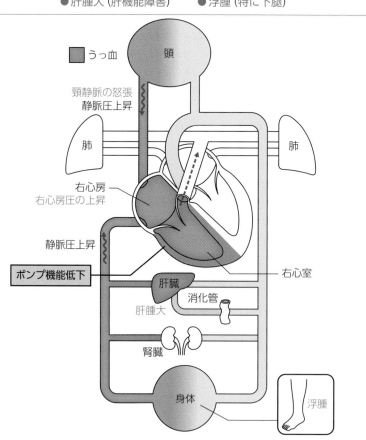

2 左心不全

心筋梗塞などによる左心室の収縮力低下によって起こる心不全で，全身への血液拍出量の低下が起こる．その結果，以下の症状が起こる．

- 左心房圧の上昇
- 肺水腫 (呼吸困難，咳嗽，起坐呼吸)
- 肺うっ血
- 消化管の吸収不良，下痢
- 乏尿，無尿
- チアノーゼ

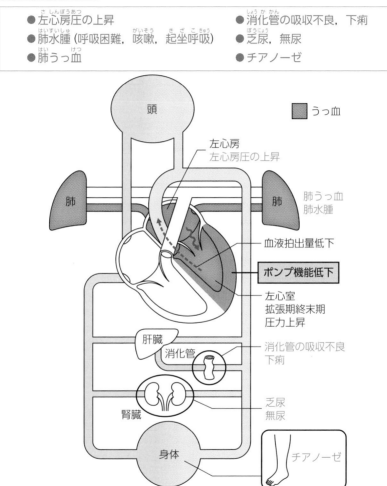

11 虚血性心疾患
きょけつせいしんしっかん

　冠状動脈の狭窄や閉塞により，心筋への血流量の減少や停止が起こる．その結果として生じる急性・慢性の心機能障害を虚血性心疾患という．代表的な疾患には以下の2つがある．

1 狭心症
きょうしんしょう

　一時的な胸痛を主症状とする虚血性心疾患で，冠状動脈の狭窄・攣縮によって起こる．狭心症による虚血は一過性・可逆性であり，心筋が壊死することはない．ニトログリセリンの舌下投与によって冠状動脈を拡張させることにより，症状は数分で収まる．

2 心筋梗塞
しんきんこうそく

　30分以上続く胸痛を伴う虚血性心疾患で，冠状動脈の閉塞によって起こる．心筋梗塞による虚血は不可逆性であるため，心筋の壊死が起こる．また，ニトログリセリンの投与は無効である．

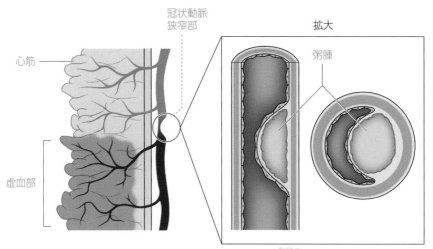

　血管内皮細胞に脂肪やマクロファージが沈着・集積すると，粥腫（アテローム，プラーク）という肥厚性病変が生じる．粥腫が冠状動脈内に出現すると，狭窄や閉塞によって心筋への血流量が減少する．その結果として発生する疾患群は虚血性心疾患（狭心症や心筋梗塞など）と呼ばれている．

12　心電図の基礎

　刺激伝導系による電気的興奮の様子を，体表面につけた電極によって記録したものを心電図 (ECG；electrocardiogram※) という．心電図を用いることにより，不整脈の有無や心筋梗塞の部位の判定，循環動態の把握などを行うことができる．心電図で記録される代表的な波形とその間隔は，以下の通りである．

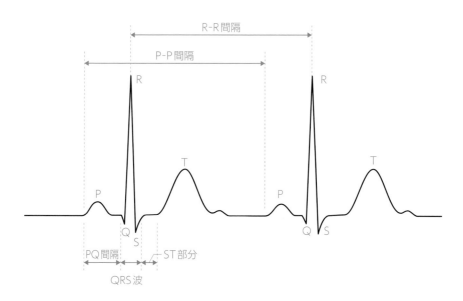

①P波：最初に起こる小さい波形で，心房の脱分極 (興奮) を示す．
②PQ間隔：興奮が房室結節を伝導し，心室へ伝わる時期．
③QRS波：上下に大きく揺れる波形で，心室の脱分極 (興奮) を示す．
④P-P間隔：心房の脱分極開始から，次の心房の脱分極開始までの間隔．
⑤R-R間隔：QRS波の頂点の前後を結んだ間隔．
⑥T波：心室の再分極 (回復) を示す波形で，心室の興奮終了を意味する．
⑦ST部分：心室全体が興奮している時期を示しており，心疾患の有無によって上昇ないし下降する．

※ ドイツ語表記ではelektrokardiogramm (EKG) と記載されるため，臨床場面では「エーカーゲー」
　と呼ばれることもある．

心房は洞房結節から起こる刺激によって脱分極 (P波) し，その後に興奮は房室結節を経て心室へと伝わる (PQ 間隔)．心室の興奮はヒス束と左脚・右脚を通って全体へと広がり，脱分極を起こす (QRS 波)．心室の壁は心房よりも厚いため，脱分極より長い時間をかけて再分極する (T波)．

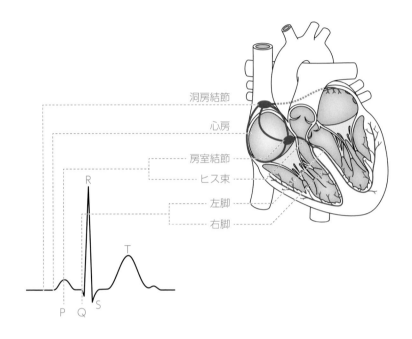

もっと！知りたい

心電図の導出法

　診断目的で心電図を記録する場合には双極肢誘導，単極肢誘導，胸部誘導が用いられる．双極肢誘導・単極肢誘導は前額面で心臓を観察するのに対し，胸部誘導は水平面から観察を行う方法である．これらの誘導法では合計12個の電極が用いられるため，測定された心電図は**12誘導心電図**と呼ばれている．また，双極・単極肢誘導で付けた電極の位置は逆正三角形に近似することから，その配置をアイントーベンの三角形という．

■ 双極肢誘導 (3導出)

第I導出 ▶

右手と左手の電位差

第II導出 ▶

右手と左足の電位差

第III導出 ▶

左手と左足の電位差

② 単極肢誘導 (3導出)

aVR ▶ 右手の電位

aVL ▶ 左手の電位

aVF ▶ 左足の電位

双極肢誘導・単極肢誘導

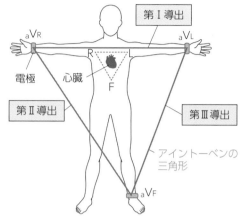

③ 胸部誘導 (6導出)

V₁ ▶ 第4肋間，胸骨右縁

V₂ ▶ 第4肋間，胸骨左縁

V₃ ▶ V₂とV₄の間を直線
で結んだ中点

V₄ ▶ 第5肋間，左鎖骨中線
上の点

V₅ ▶ V₄と同じ高さで左前
腋窩線上の点

V₆ ▶ V₄と同じ高さで左中
腋窩線上の点

胸部誘導

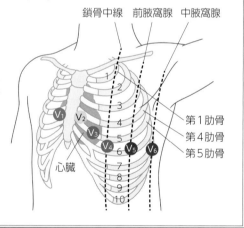

13　不整脈

　心臓の調律が洞房結節によって支配され，正常な刺激伝導系を介して伝達されている状態を(正常)洞調律という．何らかの原因により，<u>洞調律以外の調律になった状態</u>を<u>不整脈</u>という．

1　(正常)洞調律

　洞房結節から発生した電気的興奮が正常の刺激伝導系を介し，心臓全体に伝達されている状態 (心電図の正常波形)．

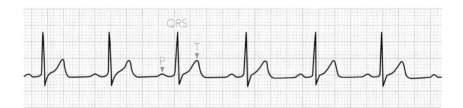

2　洞性徐脈

　心拍数が50/分以下となった状態で，P-P間隔・R-R間隔の延長が起こる．

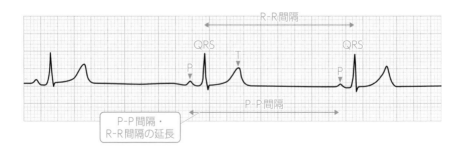

3 洞性頻脈

心拍数が100/分以上となった状態で，P-P間隔・R-R間隔の短縮が起こる．

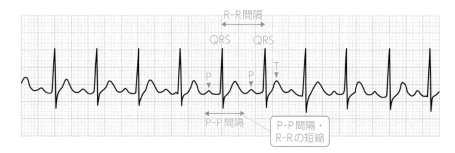

4 心房細動

電気的興奮が心房内を旋回することによって形成される波形で，P波の消失・f波の出現・R-R間隔の不規則性が起こる．またf波ではなくF波（鋸歯状波，鋸波）が起こる場合は，心房粗動と呼ばれる[※1]．

心房細動

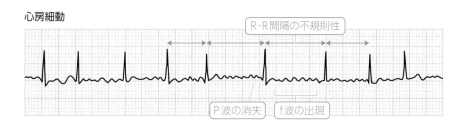

心房粗動

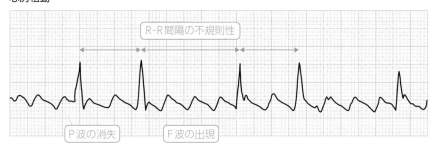

5 心室細動

形態が崩れたQRS波が連続して起こる波形で，致死性の不整脈の1つ（血行動態としては心停止と等しい）．

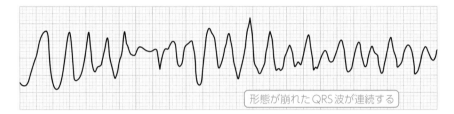

形態が崩れたQRS波が連続する

6 心室性期外収縮

心室内で発生する異常な電気的興奮による波形で，幅の広いQRS波が起こる（先行するP波は認められない）．

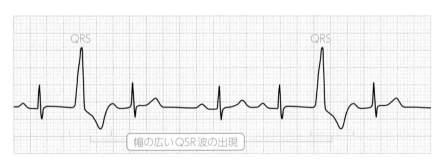

QRS

QRS

幅の広いQSR波の出現

7 心房性（上室性）期外収縮

心房内で発生する異常な電気的興奮による波形で，正常とは異なるP波とそれに伴うQRS波が起こる．

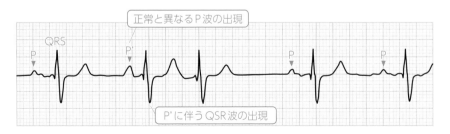

正常と異なるP波の出現

QRS

P

P'

P

P

P'に伴うQSR波の出現

8 房室ブロック

房室結節やヒス束で起こる伝導障害で，重症度によって1〜3度に分類される．

1) 1度房室ブロック

PQ間隔の延長が起こる[※2]．

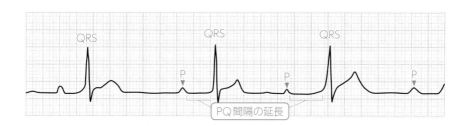

2) 2度房室ブロック

PQ間隔の延長に加え，QRS波の脱落が起こる．
①Wenckebach型 (MobitzⅠ型)：PQ間隔が徐々に延長し，QRS波の脱落が起こる．

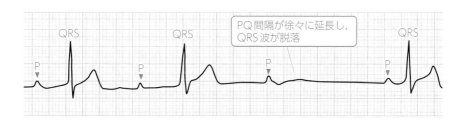

②MobitzⅡ型：PQ間隔の延長なしに突然，QRS波の脱落が起こる．

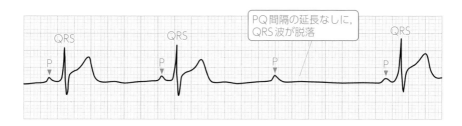

3) 3度房室ブロック（完全房室ブロック）

房室解離によってR-R間隔は規則性であるのに対し，PQ間隔・P-P間隔が不規則性となる．

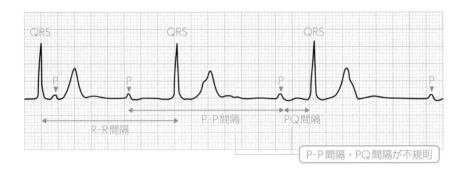

9 脚ブロック

左脚ブロックと右脚ブロックがあり，いずれもQRS波の延長が起こる．

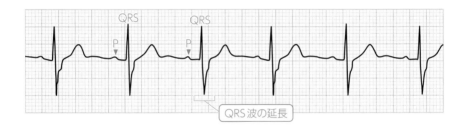

※1 R-R間隔が一定となる場合もある．
※2 PR間隔が0.2秒以上になる．

もっと！知りたい

心電図のポイント

　心電図の波形から不整脈の有無を確認するうえで，押さえるべきポイントは以下の6項目である．不整脈の学習に先立って理解しておこう．

①基線(きせん)は正常かどうか
②P-P間隔・R-R間隔は規則性か不規則性か
③QRS波の有無
④QRS波の幅は狭いか広いか
⑤P波の有無
⑥PQ間隔は狭いか広いか

例1　心室性期外収縮

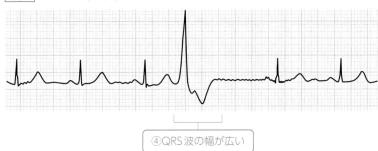

④QRS波の幅が広い

例2　心房細動

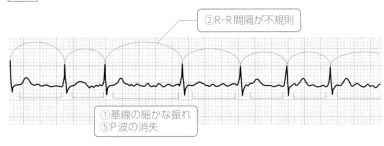

②R-R間隔が不規則

①基線の細かな振れ
⑤P波の消失

WPW 症候群

　WPW（ウォルフ・パーキンソン・ホワイト）症候群は先天性の循環器疾患で，Kent束という副伝導路を有する場合に起こる．Kent束は心房と心室をつなぐ特殊な心筋線維で，存在することによって心房の興奮が正常の伝導路よりも早く心室に伝わってしまう．その結果，以下の現象が起こる．

①PQ間隔の短縮
②QRS波の延長
③デルタ（Δ）波の出現（kent束の興奮を示した波形）

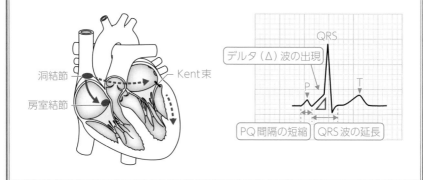

虚血性心疾患の心電図所見

　冠状動脈の狭窄や閉塞によって心機能障害を起こす疾患は，総称して**虚血性心疾患**と呼ばれている．主な疾患としては以下の2つが挙げられる．

1 狭心症

　冠状動脈に一過性の狭窄・攣縮が起こった結果として起こる疾患で，短時間の胸痛を主症状とする．心筋の壊死は伴わず，ニトログリセリンの舌下投与によって数分で寛解する．心電図所見として，胸痛がある場合にはSTの低下が起こる．

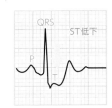

2 心筋梗塞

　冠状動脈の閉塞によって血流が途絶え，心筋が壊死を起こした状態である．30分以上続く激しい胸痛を主症状とし，ニトログリセリンの投与の効果はない．心電図所見としては，以下の順で変化が起こる．

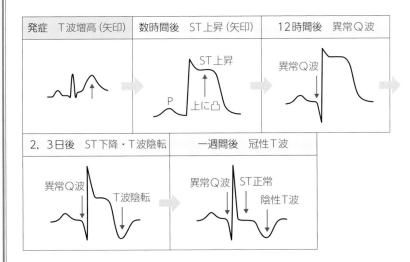

発症　T波増高 (矢印)	数時間後　ST上昇 (矢印)	12時間後　異常Q波

2，3日後　ST下降・T波陰転	一週間後　冠性T波

[文献] 図：野原隆司 (編)，他：ナーシング・グラフィカEX　疾患と看護 (2)　循環器．メディカ出版，2020，p187，p197　より改変引用

Lown分類
<small>ローン</small>

心室性期外収縮の重症度分類には，Lown分類が主に用いられる．Lown分類では心室性期外収縮を6段階に区分しており，グレードが高いほど心室細動 (p.26) に移行するリスクが高まる．

<small>しんしつせい き がいしゅうしゅく</small>
<small>さいどう</small>
<small>しんしつ</small>

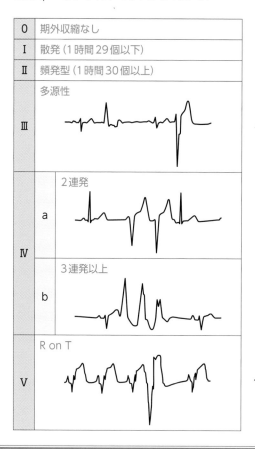

0	期外収縮なし
I	散発 (1時間29個以下)
II	頻発型 (1時間30個以上)
III	多源性
IV	a　2連発
	b　3連発以上
V	R on T

心室性期外収縮の
波形が複数みられる

心室性期外収縮が
連続して起こる

T波に重なるR波が
みられる

14　全身の動脈

　体循環の動脈は**左心室**から<u>上行大動脈</u>として起こった後に，以下のように全身に分布する．

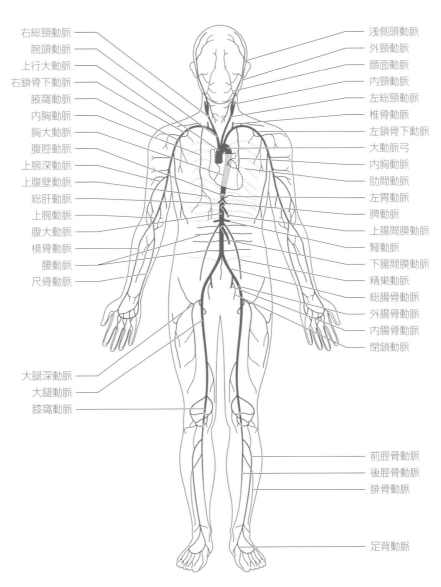

右総頸動脈
腕頭動脈
上行大動脈
右鎖骨下動脈
腋窩動脈
内胸動脈
胸大動脈
腹腔動脈
上腕深動脈
上腹壁動脈
総肝動脈
上腕動脈
腹大動脈
橈骨動脈
腰動脈
尺骨動脈

大腿深動脈
大腿動脈
膝窩動脈

浅側頭動脈
外頸動脈
顔面動脈
内頸動脈
左総頸動脈
椎骨動脈
左鎖骨下動脈
大動脈弓
内胸動脈
肋間動脈
左胃動脈
脾動脈
上腸間膜動脈
腎動脈
下腸間膜動脈
精巣動脈
総腸骨動脈
外腸骨動脈
内腸骨動脈
閉鎖動脈

前脛骨動脈
後脛骨動脈
腓骨動脈

足背動脈

15　全身の静脈

体循環の静脈は合流しながら心臓へと向かい，上半身からは主に上大静脈，下半身からは下大静脈となって右心房に入る．

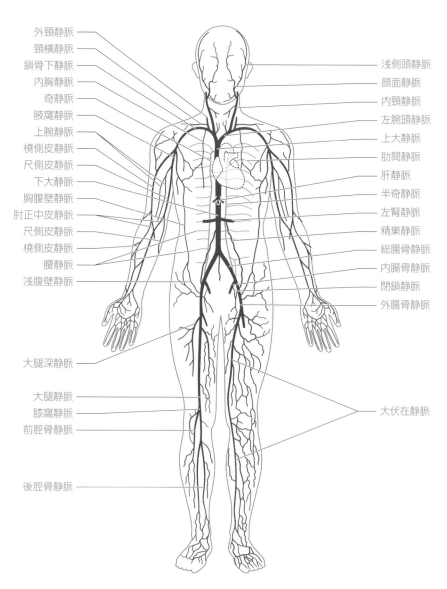

外頸静脈
頸横静脈
鎖骨下静脈
内胸静脈
奇静脈
腋窩静脈
上腕静脈
橈側皮静脈
尺側皮静脈
下大静脈
胸腹壁静脈
肘正中皮静脈
尺側皮静脈
橈側皮静脈
腰静脈
浅腹壁静脈

大腿深静脈

大腿静脈
膝窩静脈
前脛骨静脈

後脛骨静脈

浅側頭静脈
顔面静脈
内頸静脈
左腕頭静脈
上大静脈
肋間静脈
肝静脈
半奇静脈
左腎静脈
精巣静脈
総腸骨静脈
内腸骨静脈
閉鎖静脈
外腸骨静脈

大伏在静脈

深静脈と皮静脈

体循環の静脈は，以下の２種に区分される．

１　深静脈

深筋膜の深部の結合組織を走行する静脈で，並行する動脈と同じ名称が付けられることが多い．太い動脈には１本の深静脈が対応するが，細い動脈に対しては数本の深静脈が伴行する．

２　皮静脈

皮下組織を走行する静脈で，動脈とは対応していない（「皮動脈」は存在しない）．部分的に深静脈に注いでいる．体表からも確認が可能であり，採血の際には上肢の皮静脈が用いられる（肘正中皮静脈から行うことが多い）．

深部静脈血栓症

深部静脈血栓症〔deep venous (vein) thrombosis：DVT〕は静脈の内部に生じた血栓によって起こる病態で，特に下肢の深部静脈に発生することが多い．静脈壁の損傷や血液凝固能の亢進などに加え，長時間の不動・臥床によっても起こるため，一般的にエコノミークラス症候群としても知られている．深部静脈血栓症では下肢の疼痛や腫脹などの症状がみられるが，血栓が肺に達すると肺血栓塞栓症を引き起こすことがある．肺血栓塞栓症は発症すると約３割が死に至る可能性があり，人工股関節置換術などの後に発症することが多いため注意を要する．

16 大動脈とその枝

心臓から出た大動脈は，通過する領域によって以下の4部に分けられる.

①左心室から駆出された血液は大動脈弁を通過し，上行大動脈 (p.37) を通過する.
②上行大動脈は心囊から出た後，左側にカーブする領域で大動脈弓 (p.37) となる.
③大動脈弓の延長で横隔膜の大動脈裂孔までの領域は，胸大動脈 (p.44) と呼ばれる.
④胸大動脈が横隔膜の大動脈裂孔を通過すると，腹大動脈 (p.44) となる.

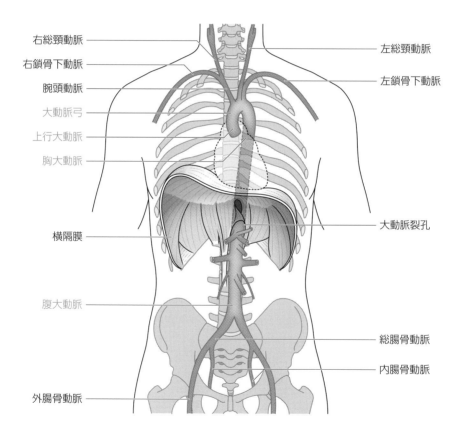

右総頸動脈
右鎖骨下動脈
腕頭動脈
大動脈弓
上行大動脈
胸大動脈
横隔膜
腹大動脈
外腸骨動脈

左総頸動脈
左鎖骨下動脈
大動脈裂孔
総腸骨動脈
内腸骨動脈

17 上行大動脈と大動脈弓

1 上行大動脈

左心室から続く大動脈で，その基部の内面には大動脈洞 (Valsalva洞) という3か所のふくらんだ部位がある．大動脈洞からは左・右冠状動脈 (p.16) が起こっている．

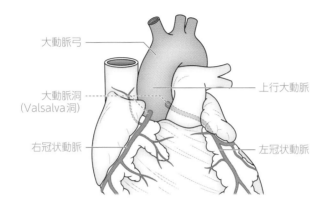

2 大動脈弓

上行大動脈は心嚢を出た後に大動脈弓となり，左後方に大きくカーブする．大動脈弓からは以下の枝が起こる．

①腕頭動脈：

大動脈弓から起こる最初の枝で，右総頸動脈と右鎖骨下動脈に分かれる．

②左総頸動脈

③左鎖骨下動脈 (p.48)．

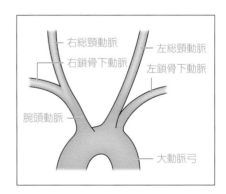

18 大脳動脈輪
だいのうどうみゃくりん

脳の血液は，左右の内頸動脈と椎骨動脈によって供給されている．合計4本
の動脈は脳の底部で吻合し，大脳動脈輪 (Willisの動脈輪) を形成している．

1 内頸動脈

内頸動脈は頭蓋腔に入った後に眼動脈を分岐する．その後，前大脳動脈と中大脳動
脈に分かれる．

2 椎骨動脈

椎骨動脈は鎖骨下動脈から起こった後に上行し，第6から第1頸椎の横突孔を通過
する (第7頸椎の横突孔は通過しない)．その後に前脊髄動脈・後脊髄動脈・後下小
脳動脈を分岐し，左右が合流して脳底動脈となる．脳底動脈は橋の前面を上行しな
がら前下小脳動脈・橋動脈・上小脳動脈を分岐し，左右の後大脳動脈に分かれる．

3 大脳動脈輪の交通枝

● 前交通動脈：左右の前大脳動脈の間をつなぐ．
● 後交通動脈：後大脳動脈と内頸動脈の間をつなぐ．

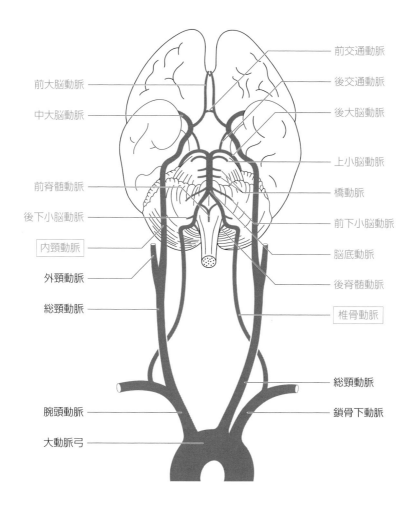

前大脳動脈

中大脳動脈

前脊髄動脈

後下小脳動脈

内頸動脈

外頸動脈

総頸動脈

腕頭動脈

大動脈弓

前交通動脈

後交通動脈

後大脳動脈

上小脳動脈

橋動脈

前下小脳動脈

脳底動脈

後脊髄動脈

椎骨動脈

総頸動脈

鎖骨下動脈

19 脳の動脈の分布域

大脳動脈輪の主要な枝は，以下の領域に分布している．

● 前大脳動脈：
　大脳縦裂を通過し，前頭葉と頭頂葉の内側面に分布する．
● 中大脳動脈：
　外側溝 (シルビウス溝) を通過し，大脳半球の外表面の大部分に分布する．
● 後大脳動脈：
　大脳半球の下面と後頭葉に分布する．
● 脳底動脈：
　脳幹と小脳，大脳の一部に分布する．
● 椎骨動脈：
　髄膜と小脳の一部に分布する．

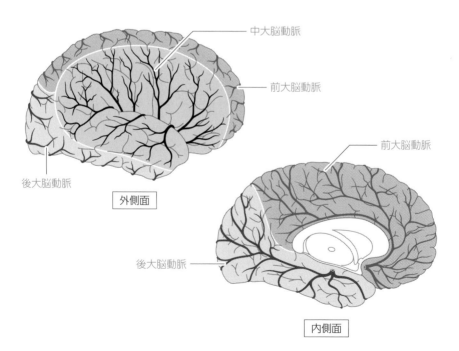

中大脳動脈

前大脳動脈

後大脳動脈

外側面

前大脳動脈

後大脳動脈

内側面

もっと! 知りたい

脈管の名称について

脈管の名称が変わるタイミングには，以下の2種類がある.

①1本の動脈が数本に枝分かれしたとき（静脈であれば数本が合流したとき）.

　例　上腕動脈が橈骨動脈と尺骨動脈に分かれる.

②1本の動脈・静脈が指標となる構造物を通過したとき.

　例　鎖骨下動脈が第1肋骨の外側縁を通過すると，腋窩動脈となる.

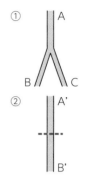

もっと! 知りたい

圧受容器と化学受容器

　総頸動脈の分岐部付近には，以下の2つの受容器が存在する.

1 圧受容器

　内頸動脈の起始部には頸動脈洞と呼ばれる膨らんだ部分があり，圧受容器として働く.

　血圧の上昇に動脈壁が伸展すると興奮し，舌咽神経を介して心拍出量を減少させる（圧受容器は大動脈弓にも存在し，迷走神経によって心拍出量を減少させる）.

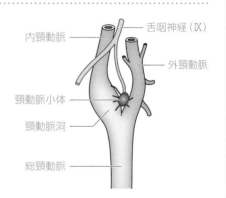

2 化学受容器

　内頸動脈と外頸動脈の分岐部には頸動脈小体と呼ばれる部位があり，化学受容器として働く. 血液中の酸素分圧 (PaO_2) が低下すると興奮し，舌咽神経を介して呼吸を促進させる（迷走神経が分布する大動脈小体も，化学受容器として働く）.

20 頭頸部の動脈

　頭頸部の領域は，主に総頸動脈の枝によって血液が供給されている．総頸動脈は内頸静脈・迷走神経とともに頸動脈鞘に包まれて上行した後に，以下の２本に分かれる．

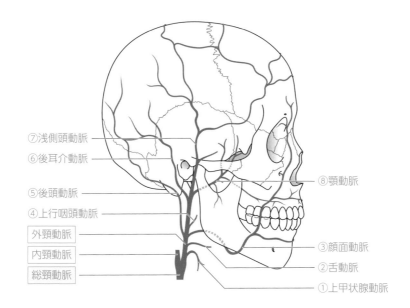

⑦浅側頭動脈
⑥後耳介動脈
⑤後頭動脈
④上行咽頭動脈
外頸動脈
内頸動脈
総頸動脈

⑧顎動脈
③顔面動脈
②舌動脈
①上甲状腺動脈

1 内頸動脈

頭蓋骨の内部へ入り，眼窩の領域と脳を栄養する (p.38)．

2 外頸動脈

頭頸部に対して以下の枝を出す．
①上甲状腺動脈：甲状腺・喉頭・舌骨下筋・胸鎖乳突筋に分布する．
②舌動脈：主に舌に分布する．
③顔面動脈：下顎角の前方で触知ができる動脈で，咽頭壁・軟口蓋・顎下腺・上唇・下唇などに分布する．

④上行咽頭動脈：咽頭・口蓋扁桃・軟口蓋・耳管に分布する.
⑤後頭動脈：後頭部と頭頂部に分布する.
⑥後耳介動脈：耳介の後方に分布する.
⑦浅側頭動脈：いわゆる「こめかみ」の領域で触知ができる動脈で，側頭部に分布する.
⑧顎動脈：下顎部・翼突筋部・翼口蓋窩部に分かれ，多数の枝を出す.

もっと！知りたい

前負荷と後負荷

心臓は拡張期に心室内に血液を貯め込み，その後の収縮期に血圧(血管内の圧)に逆らって全身に血液を送り出している．このサイクルにおいて心臓(心室)に加わる負荷には，以下の2つがある．

①前負荷
拡張期に心室内に充満している血液の量が多いほど，収縮期には多量の血液を拍出しなければならない．その際に加わる負担は前負荷と呼ばれ，増大している時には心筋壁を構成している心筋線維が引き伸ばされる．心筋線維は前負荷に伴って伸展すればするほど，心拍出量を増加させる性質をもっている(Frank-Starlingの心臓の法則という).

②後負荷
心室が収縮期に血液を拍出するためには，心室の圧力が動脈内の圧(拡張期の血圧，最低血圧)を上回る必要がある．この際に加わる負担は後負荷と呼ばれ，大動脈弁や肺動脈弁の狭窄，末梢血管抵抗の増加などによって増大する．また長い年月にわたって高血圧が持続すると，後負荷の増大に伴って心臓自体の肥大が起こる．

21 胸大動脈と腹大動脈

　大動脈弓の延長の領域は胸大動脈と呼ばれ，横隔膜の大動脈裂孔を通過すると腹大動脈となる．それぞれ，以下の枝を分岐する．

1 胸大動脈

① 肋間動脈：肋間隙，腹壁外側面に分布する．また，第12肋骨の下縁に沿って走行する枝は肋下動脈と呼ばれる．
② 気管支動脈：肺の栄養血管．肺内の気管支周辺や胸膜に分布する．
③ 食道動脈：食道に分布する．数本の枝が食道の前で吻合し，動脈網を形成する．
④ 上横隔動脈：横隔膜の上面に分布する．

2 腹大動脈

① 腹腔動脈：胃から十二指腸上部，肝臓，脾臓，膵臓上部に分布する．左胃動脈，脾動脈，総肝動脈に分かれる．
② 上腸間膜動脈：十二指腸下部から横行結腸の右2/3，膵臓下部に分布する．下膵十二指腸動脈，中結腸動脈，右結腸動脈，回結腸動脈，空腸動脈，回腸動脈，右結腸曲動脈に分かれる．
③ 下腸間膜動脈：横行結腸の左1/3から直腸上部に分布する．左結腸動脈，S状結腸動脈，上直腸動脈に分かれる．
④ 上・中・下副腎動脈：副腎に分布する．
⑤ 腎動脈：腎臓に分布する枝で，右腎動脈は左腎動脈よりも長い．
⑥ 精巣・卵巣動脈：男性では精巣，女性では卵巣に分布する．
⑦ 下横隔動脈：横隔膜の下面に分布する．
⑧ 腰動脈：通常では左右4本ずつ起こり，腹壁に分布する．
⑨ 正中仙骨動脈：仙骨，尾骨に分布する．

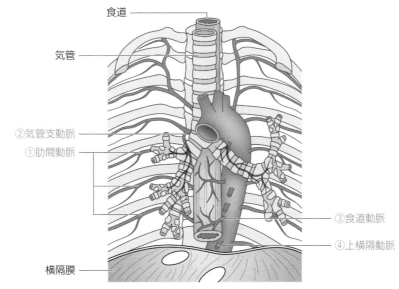

食道

気管

②気管支動脈

①肋間動脈

③食道動脈

④上横隔動脈

横隔膜

胸大動脈

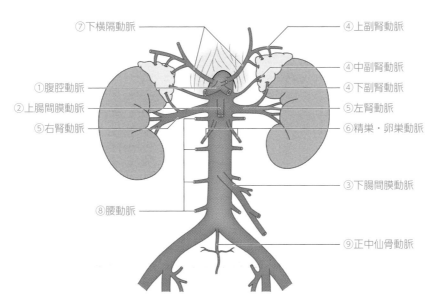

⑦下横隔動脈

④上副腎動脈

④中副腎動脈

①腹腔動脈

④下副腎動脈

②上腸間膜動脈

⑤左腎動脈

⑤右腎動脈

⑥精巣・卵巣動脈

③下腸間膜動脈

⑧腰動脈

⑨正中仙骨動脈

腹大動脈

22 総腸骨動脈

（そうちょうこつどうみゃく）

腹大動脈は第4腰椎の高さで分かれ，左右の**総腸骨動脈**となる．総腸骨動脈はさらに以下の枝に分かれる．

1 内腸骨動脈

1）壁側枝

① 腸腰動脈：大腰筋，腰方形筋，腸骨筋に分布．
② 外側仙骨動脈：脊柱管の内部，仙骨後面の皮膚と筋に分布．
③ 上殿動脈：小殿筋，中殿筋とその周囲の皮膚や骨に分布．
④ 下殿動脈：大殿筋，大腿後面上部の皮膚に分布．
⑤ 閉鎖動脈：大腿の内転筋群，股関節に分布．

2）臓側枝

⑥ 臍動脈：胎児期に胎盤に血液を送る．出生後は臍動脈索となる．
⑦ 上膀胱動脈：膀胱の上面，尿管の遠位部に分布．
⑧ 精管動脈（男性のみ）：精管に分布．
⑨ 下膀胱動脈：膀胱底に分布．
⑩ 腟動脈（女性のみ）：腟と直腸の一部に分布．
⑪ 子宮動脈（女性のみ）：子宮とその周囲，腟の上部に分布．
⑫ 中直腸動脈：直腸の下部に分布．
⑬ 内陰部動脈：直腸の下部，肛門管，会陰，外生殖器に分布．
⑭ 下直腸動脈：内・外肛門括約筋，肛門周辺の皮膚に分布．
⑮ 会陰動脈：球海綿体筋，坐骨海綿体筋に分布．

2 外腸骨動脈

以下の枝を出した後，鼡径靱帯の**血管裂孔**を通過して**大腿動脈**となる．
⑯ 下腹壁動脈：下腹壁に分布する．
⑰ 深腸骨回旋動脈：側腹壁の下部や腸骨筋に分布する．

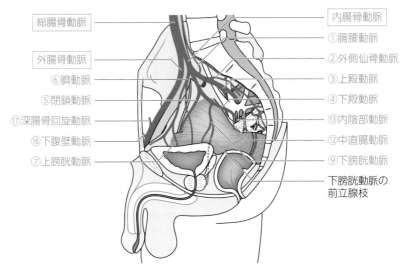

総腸骨動脈	内腸骨動脈
外腸骨動脈	①腸腰動脈
⑥臍動脈	②外側仙骨動脈
⑤閉鎖動脈	③上殿動脈
⑰深腸骨回旋動脈	④下殿動脈
⑯下腹壁動脈	⑬内陰部動脈
⑦上膀胱動脈	⑫中直腸動脈
	⑨下膀胱動脈
	下膀胱動脈の前立腺枝

男性の総腸骨動脈

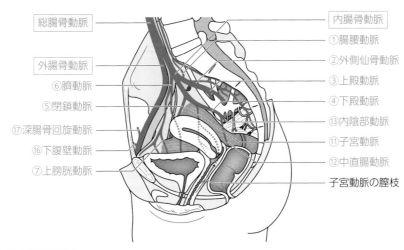

総腸骨動脈	内腸骨動脈
外腸骨動脈	①腸腰動脈
⑥臍動脈	②外側仙骨動脈
⑤閉鎖動脈	③上殿動脈
⑰深腸骨回旋動脈	④下殿動脈
⑯下腹壁動脈	⑬内陰部動脈
⑦上膀胱動脈	⑪子宮動脈
	⑫中直腸動脈
	子宮動脈の膣枝

女性の総腸骨動脈

23　上肢の動脈

　上肢の動脈は鎖骨下動脈として起こった後に腋窩動脈，上腕動脈を経て肘に達し，橈骨動脈と尺骨動脈に分かれて手へと向かう．各動脈からは以下の枝が分岐する．

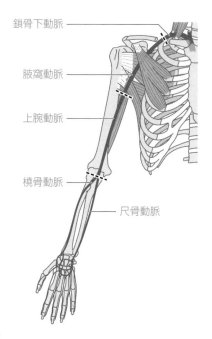

鎖骨下動脈

腋窩動脈

上腕動脈

橈骨動脈

尺骨動脈

上肢の動脈の名称

1　鎖骨下動脈

　左鎖骨下動脈は大動脈弓から直接起こるのに対し，右鎖骨下動脈は腕頭動脈として起こった後に分岐する (p.37)．鎖骨下動脈からは以下の4本の枝が起こる．

1) 椎骨動脈
　分岐した後に第6から第1頸椎の横突孔を上行し，左右が合流して脳底動脈となる．脳底動脈は内頸動脈と共に，大脳動脈輪 (p.38) の形成に関わる．

2) 内胸動脈
　胸郭の内面を下行する枝で，胸壁や横隔膜に分布する．

3) 甲状頸動脈

前斜角筋の内側で起こった後に，以下の３本に分かれる.

①下甲状腺動脈：甲状腺や咽頭の下部に分布し，**上行頸動脈**が分岐する.

②頸横動脈：通常では**浅頸動脈**（僧帽筋の上部と中部に分布）と**肩甲背動脈**（頭・頸板状筋，肩甲挙筋，大・小菱形筋に分布）に分岐するが，個体差が大きい.

③肩甲上動脈：肩甲骨の後面を下行し，棘上筋と棘下筋に分布する.

4) 肋頸動脈

鎖骨下動脈の後面から起こった後に，以下の２本に分かれる.

①深頸動脈：後頸部深部の筋に分布する.

②最上肋間動脈：第１・２肋間に分布する.

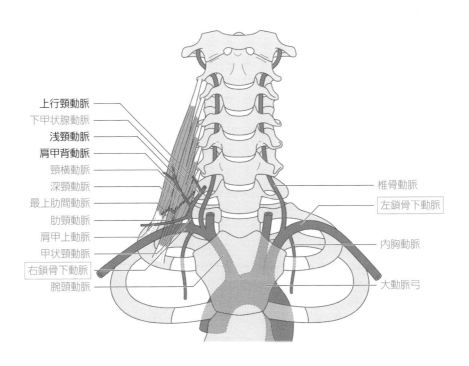

2 腋窩動脈

鎖骨下動脈は第1肋骨の外側縁を通過したのちに，腋窩動脈となる．腋窩動脈は小胸筋との位置関係によって3部に区分され，各部から以下の枝が起こる．

1) 第1部

小胸筋より近位の領域で，最上胸動脈が起こる．
- 最上胸動脈：前鋸筋上部と第1・2肋間に分布する．

2) 第2部

小胸筋の深層の領域で，胸肩峰動脈が起こる．
- 胸肩峰動脈：肩峰，鎖骨，鎖骨下筋，三角筋，前鋸筋，大・小胸筋に分布する．

3) 第3部

小胸筋の遠位の領域で，以下の4本の枝が起こる．
① 外側胸動脈：前鋸筋，大・小胸筋に分布する．
② 肩甲下動脈：肩甲下筋の外側縁から起こった後に，以下の2本に分かれる．
- 肩甲回旋動脈：**内側腋窩隙**を通過した後に，小円筋と棘下筋に分布する．
- 胸背動脈：広背筋と大円筋に分布する．
③ 前上腕回旋動脈：烏口腕筋，上腕二頭筋長頭・短頭に分布する．
④ 後上腕回旋動脈：腋窩神経と共に**外側腋窩隙**を通過した後に三角筋，小円筋，肩関節に分布する．

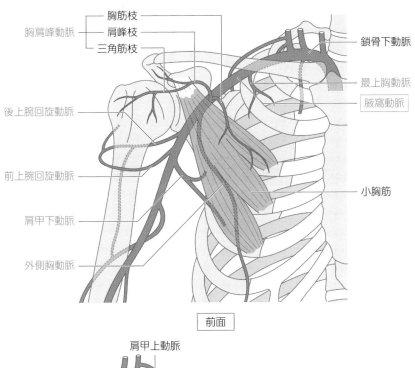

胸肩峰動脈
胸筋枝
肩峰枝
三角筋枝

後上腕回旋動脈

前上腕回旋動脈

肩甲下動脈

外側胸動脈

鎖骨下動脈

最上胸動脈

腋窩動脈

小胸筋

前面

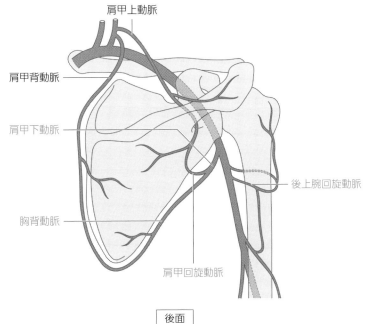

肩甲上動脈

肩甲背動脈

肩甲下動脈

胸背動脈

後上腕回旋動脈

肩甲回旋動脈

後面

腋窩動脈とその枝

3 上腕動脈

腋窩動脈は大円筋の下縁を通過したのちに，上腕動脈となる．上腕動脈は血圧測定の際に対象となる動脈で，以下の3本の枝が起こる．

1) 上腕深動脈
橈骨神経溝を橈骨神経と共に下行し，上腕三頭筋に分布する．中側副動脈と橈側側副動脈に分かれ，肘関節周囲の動脈網に加わる．

2) 上尺側側副動脈
肘関節周囲の動脈網に後面内側から加わる．

3) 下尺側側副動脈
肘関節周囲の動脈網に前面内側から加わる．

4 橈骨動脈・尺骨動脈

上腕動脈は肘窩の高さで，橈骨動脈と尺骨動脈に分かれる．

1) 橈骨動脈
上腕動脈の終枝のうちの細い枝で，脈拍触知の際に対象となる．前腕の外側を下行した後に解剖学的嗅ぎタバコ入れ（長母指伸筋・短母指伸筋・長母指外転筋の腱に囲まれた領域）を通過し，深掌動脈弓を形成する．また近位部から橈側反回動脈が起こり，橈側側副動脈と吻合して腕橈骨筋，上腕筋，肘関節周囲の後面外側に分布している．

2) 尺骨動脈
上腕動脈の終枝のうちの太い枝で，前腕の内側を下行する．尺骨動脈は円回内筋や尺骨神経管（Guyon管）を通過した後に手に入り，浅掌動脈弓を形成する．
また尺骨動脈からは以下の枝が起こる．

①尺側反回動脈
- 前枝：下尺側側副動脈と吻合し，肘関節周囲の動脈網に前面内側から分布する．
- 後枝：上尺側側副動脈と吻合し，肘関節周囲の動脈網に後面内側から分布する．

②総骨間動脈：尺骨動脈の近位部から起こる枝で，以下の2本に分かれる．
- 前骨間動脈：前腕骨間膜の前面を下行した後に，骨間膜を貫いて後面へ出る．手根の後面に分布する．
- 後骨間動脈：前腕の伸筋群に分布する．また起始部付近から反回骨間動脈が起こり，中側副動脈と吻合して肘関節の後面中央に分布している．

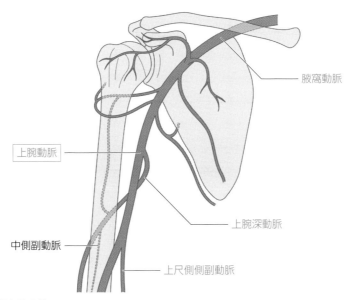

上腕動脈とその枝

腋窩動脈

上腕動脈

中側副動脈

上腕深動脈

上尺側側副動脈

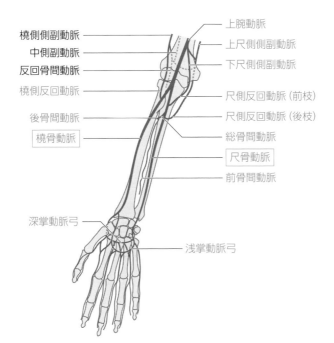

橈側側副動脈
中側副動脈
反回骨間動脈
橈側反回動脈
後骨間動脈
橈骨動脈

上腕動脈
上尺側側副動脈
下尺側側副動脈
尺側反回動脈 (前枝)
尺側反回動脈 (後枝)
総骨間動脈
尺骨動脈
前骨間動脈

深掌動脈弓
浅掌動脈弓

橈骨動脈・尺骨動脈とその枝 (前面)

5 浅掌動脈弓・深掌動脈弓

1) 浅掌動脈弓

尺骨動脈からつながる手の動脈弓で，橈骨動脈と吻合をもつ．3〜4本の総掌側指動脈が起こり，深掌動脈弓の枝である掌側中手動脈と吻合して一対の固有掌側指脈となる．

2) 深掌動脈弓

橈骨動脈からつながる手の動脈弓で，尺骨動脈と吻合をもつ．3〜4本の掌側中手動脈と母指主動脈，示指橈側動脈を分岐する．

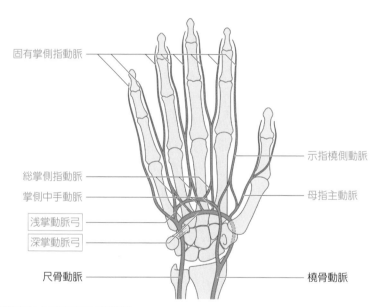

浅掌動脈弓と深掌動脈弓 (手掌面)

54

24 下肢の動脈

　下肢の動脈は外腸骨動脈として始まった後に大腿動脈，膝窩動脈を経て膝窩に達し，前脛骨動脈と後脛骨動脈に分かれて足へと向かう．各動脈からは以下の枝が分岐する．

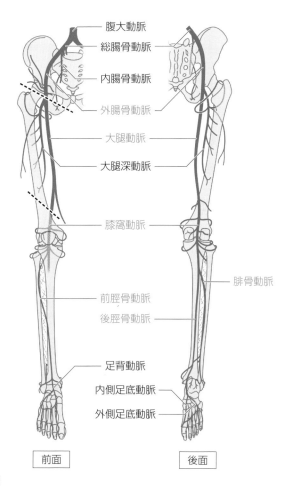

腹大動脈
総腸骨動脈
内腸骨動脈
外腸骨動脈
大腿動脈
大腿深動脈
膝窩動脈
腓骨動脈
前脛骨動脈
後脛骨動脈
足背動脈
内側足底動脈
外側足底動脈

前面　　　　　後面

下肢の動脈の名称

1 外腸骨動脈

総腸骨動脈が2分岐した枝の1つで，鼡径靱帯の血管裂孔を通過した後に大腿動脈となる．深腸骨回旋動脈や下腹壁動脈を分岐する．

2 大腿動脈

大腿に分布する主要な動脈で，大腿三角 (鼡径靱帯・長内転筋・縫工筋に囲まれた領域で，Scarpa三角とも呼ばれる) の中央を通過して下行する．大腿動脈からは以下の枝が起こる．

1) 浅腹壁動脈
2) 浅腸骨回旋動脈

下腹部の皮下の内側部と外側部に分布．

3) 浅外陰部動脈
4) 深外陰部動脈

会陰に分布．

5) 大腿深動脈

大腿動脈の最大の枝で，さらに以下の枝に分かれる．

①内側大腿回旋動脈：大腿骨近位部の後面に回り込む枝で，大腿後区画の筋の上部，殿部の筋の外側部，大腿骨頭，大腿骨頸に分布する．

②外側大腿回旋動脈：大腿骨近位部の前面に回り込む枝で，大腿前区画の筋，殿部の筋の外側部，大腿骨頭に分布する．

③貫通動脈：通常では3本の枝と1本の終枝からなり，大内転筋を貫通して大腿後面に至る．大腿後区画の筋，外側広筋に分布する．

6) 下行膝動脈

大腿動脈の遠位部から起こる枝で，大腿内側の筋の下部に分布した後に膝関節動脈網に加わる．

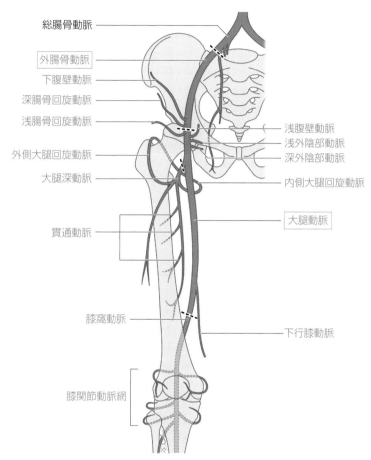

総腸骨動脈

外腸骨動脈

下腹壁動脈

深腸骨回旋動脈

浅腸骨回旋動脈

浅腹壁動脈

浅外陰部動脈

深外陰部動脈

外側大腿回旋動脈

大腿深動脈

内側大腿回旋動脈

大腿動脈

貫通動脈

膝窩動脈

下行膝動脈

膝関節動脈網

大腿の動脈

3 膝窩動脈

大腿動脈は**内転筋腱裂孔**<ruby>内転筋腱裂孔<rt>ないてんきんけんれっこう</rt></ruby> (大内転筋の停止部が形成する孔) を通過した後に，膝窩動脈となる．膝窩動脈からは5本の枝が起こり，それぞれが吻合して**膝関節動脈網**を形成している．

1) 内側上膝動脈
2) 外側上膝動脈
3) 内側下膝動脈
4) 外側下膝動脈

1) ～4) はいずれも膝関節動脈網に加わる．

5) 中膝動脈

膝関節包の内部に分布する．

4 前脛骨動脈・後脛骨動脈

膝窩動脈はヒラメ筋腱弓を通過した後に，前脛骨動脈と後脛骨動脈に分かれる．

1) 前脛骨動脈

膝窩動脈から分岐した後に下腿骨間膜の上部を貫通し，下腿の前面に出る．前脛骨筋と長趾伸筋の間を下行しながら，下腿の前区画の筋に分布する．距腿関節を越えると足背動脈となる．

2) 後脛骨動脈

膝窩動脈から分岐した後に，脛骨神経と共に長趾屈筋と後脛骨筋の間を下行する．下腿後区画の内側部の筋に分布した後に，内果後方の足根管を通過して足底に入る．後脛骨動脈の近位部からは腓骨動脈が起こる．

①腓骨動脈

分岐した後に腓骨の後面に沿って下行する枝で，下腿後区画の筋の外側部と外側区画の筋に分布する．その後，下腿の遠位部で以下の枝を出す．

● 貫通枝：下腿骨間膜の下部を貫通し，足根の前面に分布する．
● 交通枝：腓骨動脈と後脛骨動脈の間を交通する枝．

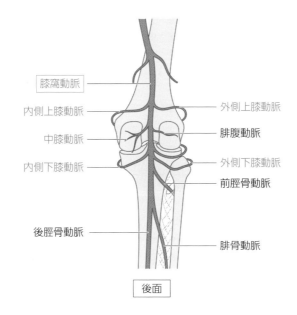

膝窩動脈
内側上膝動脈
中膝動脈
内側下膝動脈
後脛骨動脈

外側上膝動脈
腓腹動脈
外側下膝動脈
前脛骨動脈
腓骨動脈

後面

膝の動脈

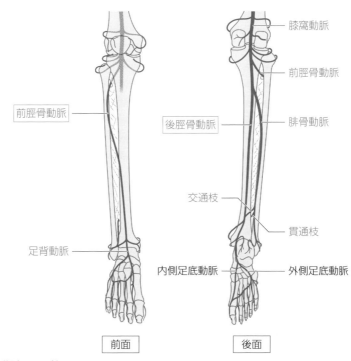

前脛骨動脈

足背動脈

前面

膝窩動脈
前脛骨動脈
腓骨動脈
後脛骨動脈
交通枝
貫通枝
内側足底動脈　　外側足底動脈

後面

下腿の動脈とその枝

5 足背動脈

前脛骨動脈から移行した後に内側足根動脈と外側足根動脈に分かれ，中足骨底の高さで弓状動脈を形成する．足趾に向かう背側中足動脈は第1枝のみ足背動脈から起こるが，第2～4枝は弓状動脈から分岐する．いずれの枝も足趾の遠位部で背側趾動脈となる．また第1背側中足動脈は第1・2中足骨間の近位部で深足底動脈となり，外側足底動脈の枝と吻合する．

6 内側足底動脈・外側足底動脈

後脛骨動脈は足根管を通過した後に，内側足底動脈と外側足底動脈に分岐する．

1) 内側足底動脈
後脛骨動脈から2分岐したうちの細い枝で，母趾の筋群に分布する．

2) 外側足底動脈
後脛骨動脈から2分岐したうちの太い枝で，第5中足骨に達した後に深足底動脈弓となる．深足底動脈弓からは4本の底側中足動脈が起こり，足趾の遠位部で固有底側趾動脈となる．また底側中足動脈からは貫通枝が起こり，足背の動脈と吻合している（個人差が大きい）．

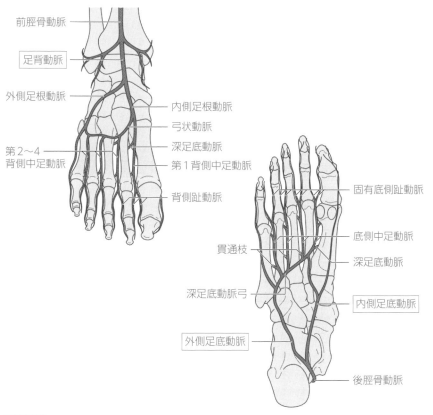

前脛骨動脈

足背動脈

外側足根動脈

内側足根動脈
弓状動脈
深足底動脈
第1背側中足動脈

第2〜4
背側中足動脈

背側趾動脈

固有底側趾動脈

貫通枝

底側中足動脈
深足底動脈

深足底動脈弓

内側足底動脈

外側足底動脈

後脛骨動脈

足の動脈

25 上肢の皮静脈
（じょうし）（ひ じょうみゃく）

① 手背静脈網：
（しゅはいじょうみゃくもう）
　手背の皮静脈が発達した領域で，母指側では橈側皮静脈，小指側では尺側皮静脈
（ぼ し そく）（とうそく ひ じょうみゃく）（しょう し そく）（しゃくそく ひ じょうみゃく）
につながる．

② 橈側皮静脈：
　前腕・上腕の橈側を上行した後に，三角筋胸筋三角（三角筋・大胸筋・鎖骨によっ
（ぜんわん）（じょうわん）（さんかくきんきょうきんさんかく）（だいきょうきん）（さ こつ）
て形成される三角形の溝）から深部の腋窩静脈に注ぐ．
（えき か じょうみゃく）

③ 尺側皮静脈：
　前腕の尺側を上行した後に，上腕筋膜の中央部を貫いて上腕静脈に注ぐ．
（じょうわんきんまく）（じょうわんじょうみゃく）

④ 前腕正中皮静脈：
（ぜんわんせいちゅう ひ じょうみゃく）
　前腕腹側の静脈血を集めた後に，橈側・尺側皮静脈に注ぐ．
（じょうみゃくけつ）

⑤ 肘正中皮静脈：
（ちゅうせいちゅう ひ じょうみゃく）
　肘の前面で橈側・尺側皮静脈の間をつなぐ．<u>静脈注射部位に選択されることが多
い</u>．

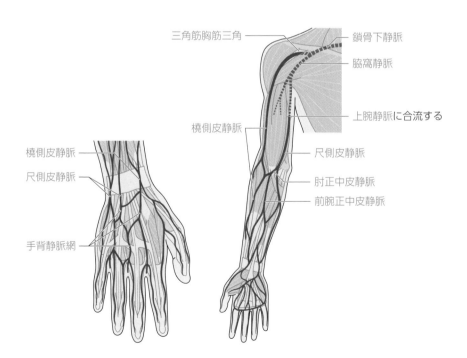

26 下肢の皮静脈

<small>（か し）（ひ じょうみゃく）</small>

① <small>そくはいじょうみゃくきゅう</small>足背静脈弓：
内側では<small>だいふくざいじょうみゃく</small>大伏在静脈，外側では<small>しょうふくざいじょうみゃく</small>小伏在静脈とつながっている．

② <small>だいふくざいじょうみゃく</small>大伏在静脈：
下腿・大腿の内側を上行した後に，<small>ふくざいれっこう</small>伏在裂孔（<small>そ けいじんたい</small>鼡径靱帯の直下にある大腿筋膜の開<small>だいたいきんまく</small>口部）から深層の<small>だいたいじょうみゃく</small>大腿静脈に注ぐ．

③ <small>しょうふくざいじょうみゃく</small>小伏在静脈：
下腿の後外側を上行した後に，<small>しつ か きんまく</small>膝窩筋膜を貫いて<small>しつ か じょうみゃく</small>膝窩静脈に注ぐ．

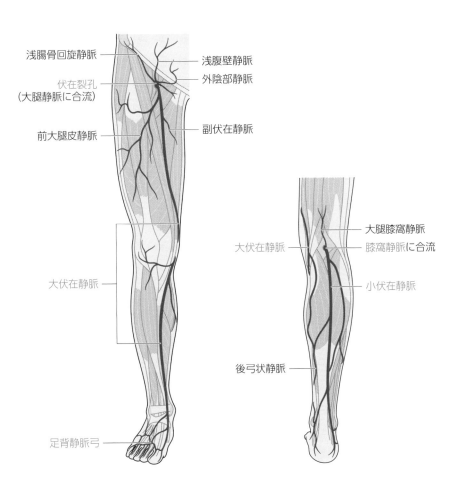

浅腸骨回旋静脈
浅腹壁静脈
伏在裂孔
（大腿静脈に合流）
外陰部静脈
前大腿皮静脈
副伏在静脈
大伏在静脈
大腿膝窩静脈
大伏在静脈
膝窩静脈に合流
小伏在静脈
後弓状静脈
足背静脈弓

27　脳の静脈

　脳の静脈血はすべて，硬膜静脈洞へと集められる．硬膜静脈洞は硬膜の外板と内板の間を走行する静脈で，最終的に頭蓋底を出て内頸静脈に注ぐ．硬膜静脈洞は以下の５つの部位から構成されている．

① 上矢状静脈洞：大脳鎌の上縁に沿って後方へ走行し，静脈洞交会 (上矢状静脈洞・直静脈洞・横静脈洞の合流・分岐部) に達する．その後，左右の横静脈洞に分かれる．

② 直静脈洞：下矢状静脈洞と大大脳静脈の合流部から起こり，静脈洞交会に達する．

③ 横静脈洞：静脈洞交会から起こった後に，Ｓ状静脈洞となる．

④ Ｓ状静脈洞：Ｓ字状に曲がって頸静脈孔を通過し，内頸静脈に注ぐ．

⑤ 海綿静脈洞：トルコ鞍の両側にある静脈叢で，眼静脈などが集まる．上・下錐体静脈洞や脳底静脈叢により，他の主要な静脈洞と連絡する．

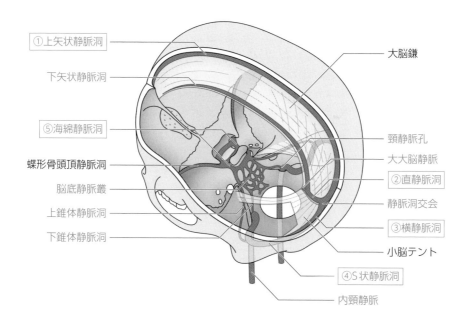

もっと！知りたい

下大静脈に入る枝
（か だいじょうみゃく）

　下大静脈は下半身の静脈血を集め，右心房へと運ぶ．下大静脈には以下の（じょうみゃくけつ）（う しんぼう）枝が直接，流入する（奇静脈系がすぐ隣を上行するが，流入しない点に注（き じょうみゃくけい）意）．

● 総腸骨静脈　　● 腎静脈
　（そうちょうこつじょうみゃく）　（じんじょうみゃく）
● 肝静脈　　● 右精巣・卵巣静脈（左精巣・卵巣静脈は
　（かんじょうみゃく）　（う せいそう）（らんそうじょうみゃく）（さ せいそう）
● 腰静脈　　　左腎静脈を介して流入する）
　（ようじょうみゃく）

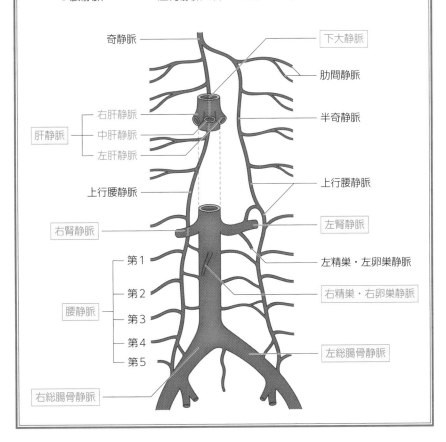

28 奇静脈系
（き じょうみゃくけい）

体壁からの静脈血を集めて脊柱の両側を上行し，上大静脈へ注ぐ経路を奇静脈系という．奇静脈系は主に奇静脈・半奇静脈・副半奇静脈によって形成されている．

1 奇静脈

通常，第1・2腰椎の高さで右上行腰静脈と右肋下静脈が合流して形成される．起こった後に脊柱の右側を上行し，横隔膜の大動脈裂孔を通過して胸郭へ入る．その後に肋間静脈・右上肋間静脈・副半奇静脈・半奇静脈などが流入し，上大静脈へと注ぐ（下大静脈ではない点に注意）．

2 半奇静脈

通常，左上行腰静脈と左肋下静脈が合流して形成される．起こった後に脊柱の左側を上行し，横隔膜の左脚ないし大動脈裂孔を通過して胸郭へ入る．その後に肋間静脈・食道静脈・縦隔静脈などが流入し，第9胸椎の高さで奇静脈と合流する．

3 副半奇静脈

後縦隔の上部から起こった後に脊柱の左側を下行する．その後に肋間静脈（時に左気管支静脈）が流入し，第8胸椎の高さで奇静脈と合流する．

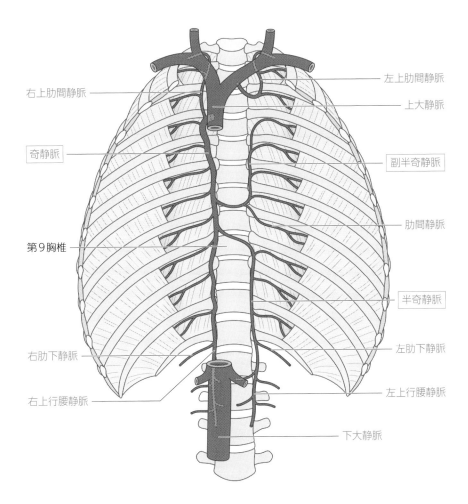

右上肋間静脈

奇静脈

第9胸椎

右肋下静脈

右上行腰静脈

左上肋間静脈

上大静脈

副半奇静脈

肋間静脈

半奇静脈

左肋下静脈

左上行腰静脈

下大静脈

29　門脈とその枝

　門脈は脾静脈・上腸間膜静脈・下腸間膜静脈によって形成される肝臓の機能血管で，腹部の消化管と付属器官，脾臓からの静脈血を集めて肝臓へ運ぶ役割をもつ．これらの主要な3本の枝に加え，左胃静脈・右胃静脈・胆嚢静脈・臍傍静脈などが加わる．

　門脈は固有肝動脈(肝臓の栄養血管)と共に肝門を通過して肝臓へ入った後に，肝小葉の類洞(洞様毛細血管)に注ぐ．その後，静脈血は中心静脈を経て肝静脈に集まり，下大静脈へと流入する．

　また門脈の末梢枝は，以下の部位で大静脈の枝と吻合している．

①奇静脈：食道の下部
②内腸骨静脈：直腸の下部
③腹壁皮下の静脈：臍傍静脈を介して

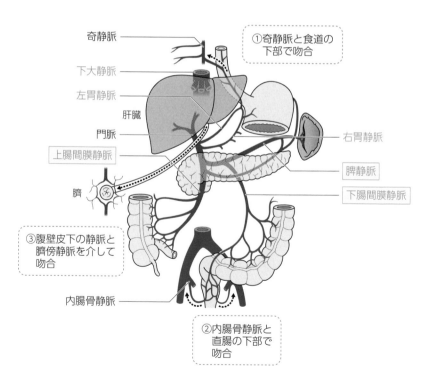

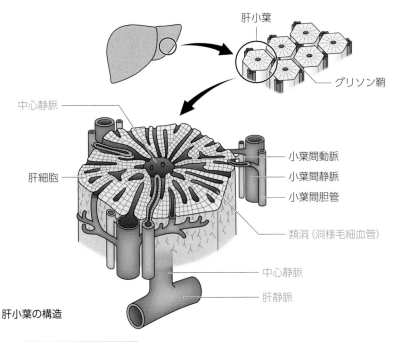

中心静脈

肝小葉

グリソン鞘

小葉間動脈

小葉間静脈

小葉間胆管

肝細胞

類洞 (洞様毛細血管)

中心静脈

肝静脈

肝小葉の構造

もっと！知りたい

門脈圧亢進症

　門脈圧亢進症は肝臓の門脈圧が異常に上昇した病態で，主に肝硬変に合併する．その結果，正常では血液が流れない血管に静脈血が流入し，以下の症状が起こる (また肝硬変に伴い，腹水も貯留する)．

①食道静脈瘤

　左胃静脈と奇静脈の拡張によって起こる．食道静脈瘤の破裂は大量出血を伴い，肝硬変の最たる死因となる．

②メドゥーサの頭 (腹部静脈怒張)

　臍傍静脈の拡張により，臍周辺の皮静脈の膨張が起こる．その外観が，ギリシャ神話のメドゥーサに似ていることが語源とされる．

③痔核

　上直腸静脈と中・下直腸静脈の間の領域の拡張によって起こる．

④脾腫

　脾臓に静脈血がうっ滞することによって起こる．

30　リンパ系

　血液が毛細血管を通過する際に，血漿の一部は組織間質に漏れ出てしまう．その大半は血液に戻るが，残った液は組織液 (間質液) となる．組織液とリンパ球 (白血球の一種) は混ざって**リンパ**となり，リンパ管によって頸部の静脈角に向かう．

　組織間質にあるリンパ管は毛細リンパ管と呼ばれ，徐々に合流して弁をもつ集合リンパ管となる．集合リンパ管はリンパ節を通過し，以下の2系統によって左右の静脈角へと向かう．

1　右上半身からの経路

右頸リンパ本幹・右鎖骨下リンパ本幹・右気管支縦隔リンパ本幹が合流して右リンパ本幹を形成し，右の静脈角へと注ぐ．

2　左上半身と下肢・骨盤からの経路

①左右の骨盤・下肢からは腰リンパ本幹，腹部内臓からは腸リンパ本幹が集まって合流し，胸管を形成する (合流部は乳び槽と呼ばれる)．胸管は腹大動脈と共に横隔膜の大動脈裂孔を通過し，左の静脈角に向かって上行する．

②左頸リンパ本幹・左鎖骨下リンパ本幹・左気管支縦隔リンパ本幹が胸管と合流し，左の静脈角へと注ぐ．

MEMO

そもそもリンパとは何か

　リンパ系は循環器系の一部ではあるが例年，免疫器官だと思ってしまう学生が多数みられる．前述した通り，リンパ系はリンパを集めて静脈へと戻す経路である．だがその過程に位置するリンパ節は免疫系の機能を有しているので，区分して覚えていただきたい．

●**リンパ節**：リンパ球を多数含むリンパ組織からなり，異物や病原体を取り除くフィルターとしての作用をもつ．

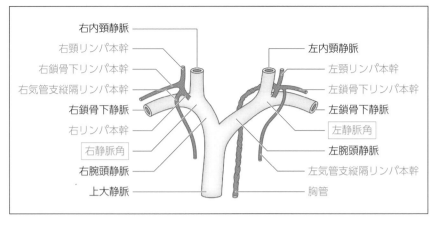

右内頸静脈
右頸リンパ本幹
右鎖骨下リンパ本幹
右気管支縦隔リンパ本幹
右鎖骨下静脈
右リンパ本幹
右静脈角
右腕頭静脈
上大静脈

左内頸静脈
左頸リンパ本幹
左鎖骨下リンパ本幹
左鎖骨下静脈
左静脈角
左腕頭静脈
左気管支縦隔リンパ本幹
胸管

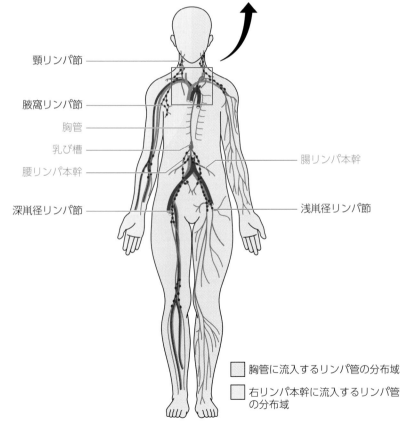

頸リンパ節
腋窩リンパ節
胸管
乳び槽
腰リンパ本幹
深鼠径リンパ節

腸リンパ本幹
浅鼠径リンパ節

胸管に流入するリンパ管の分布域
右リンパ本幹に流入するリンパ管
の分布域

31 末梢動脈の触察部位

まっしょうどうみゃく

心臓から駆出された血液による末梢血管の拡張・縮小は脈拍と呼ばれ，その触知は血管の状態や心機能を知るうえで重要である（脈拍数や強さ，リズム，左右差，上下肢の差などを確認する）．脈拍の触知は，動脈が皮膚の表層近くを走行する以下の部位で行われる．

①総頸動脈

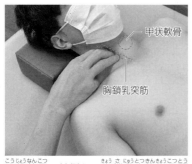

甲状軟骨の外側かつ胸鎖乳突筋胸骨頭の内側で確認する．

②鎖骨下動脈

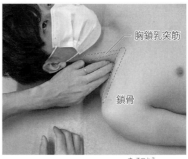

鎖骨の上方かつ胸鎖乳突筋鎖骨頭の外側で確認する．

③浅側頭動脈

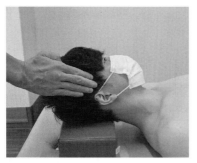

こめかみの領域で確認する．

④顔面動脈

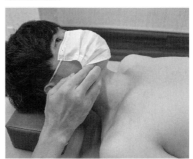

下顎角の前方で確認する．

⑤上腕動脈：上腕骨体部

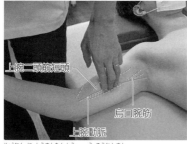

上腕二頭筋短頭

烏口腕筋

上腕動脈

上腕二頭筋短頭・烏口腕筋の内側で確認する.

上腕動脈：肘関節部

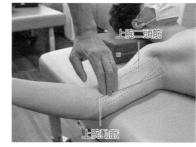

上腕二頭筋

上腕動脈

上腕二頭筋の停止腱の内側で確認する.

⑥橈骨動脈

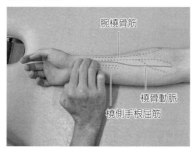

腕橈骨筋

橈骨動脈

橈側手根屈筋

腕橈骨筋と橈側手根屈筋の停止腱の間で確認する.

⑦尺骨動脈

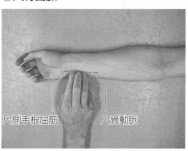

尺側手根屈筋   尺骨動脈

尺側手根屈筋の停止腱の内側で確認する.

⑧大腿動脈

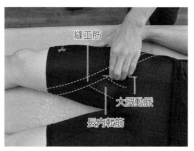

縫工筋

大腿動脈

長内転筋

スカルパ三角の領域で確認する.

⑨膝窩動脈

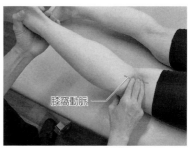

膝窩動脈

膝関節を軽度屈曲し，膝窩の中央で確認する.

⑩後脛骨動脈

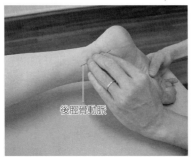

後脛骨動脈

足関節を軽度内がえしさせ，足根管の領域で確認する．

⑪前脛骨動脈

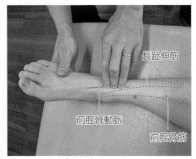

長趾伸筋

前脛骨動脈

前脛骨筋

前脛骨筋と長趾伸筋の間で確認する．

⑫足背動脈

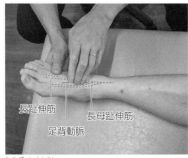

長趾伸筋

長母趾伸筋

足背動脈

長母趾伸筋と長趾伸筋の間で確認する．

Ⅱ─呼吸器 ▶▶▶

1 呼吸器系の概観

　呼吸器系は空気と血液の間でガス交換を行い，血液中に酸素 (O_2) を取り込み，二酸化炭素 (CO_2) を大気中に放出する役割をもつ．呼吸器はガス交換の場として働く肺と，空気の通路となる気道から構成されている．また，気道は上気道と下気道に区分される．

① 上気道：鼻腔から喉頭までの領域．
② 下気道：気管から先の領域．

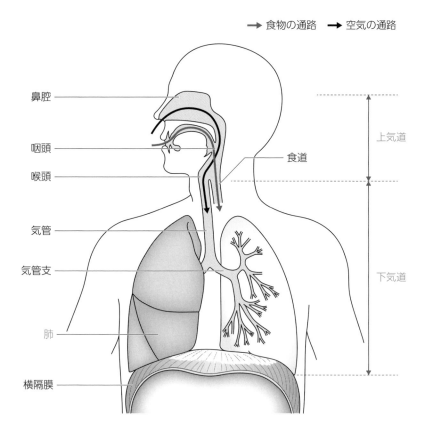

→ 食物の通路　　→ 空気の通路

鼻腔

咽頭

喉頭

食道

気管

気管支

肺

横隔膜

上気道

下気道

2 外鼻と鼻腔

1 外鼻

顔面の中央の突き出た部位で，鼻腔の入り口に相当する．外鼻の大部分は軟骨によって構成されているため，弾力性がある．

① 鼻根：外鼻の最上部で，左右の眼の間の領域．
② 鼻背：鼻根の下方の部位．
③ 鼻尖：鼻の先端部．
④ 鼻翼：左右の外鼻孔を覆っている部位．

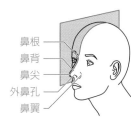

2 鼻腔

顔面の骨の中の空洞で，鼻中隔によって左右に分かれている．

① 外鼻孔：外界とつながる部位で，いわゆる「鼻の穴」に相当する．
② 後鼻孔：鼻腔の後方の部位で，咽頭とつながっている．
③ 上・中・下鼻甲介：鼻腔の外側壁から突き出た棚状の部位で，鼻腔を上・中・下鼻道に区分する．
④ 総鼻道：鼻中隔と上・中・下鼻甲介の間にある共通の通路．
⑤ 鼻前庭：外鼻孔の最前端の部位で重層扁平上皮に覆われ，鼻毛が生えている．
⑥ 嗅上皮：鼻腔の最上部の小さな領域で，嗅覚を受容して脳に伝える役割をもつ．
⑦ キーセルバッハ部位：外鼻孔の近くにある粘膜で，毛細血管が多く集まっているため鼻出血がおこりやすい．

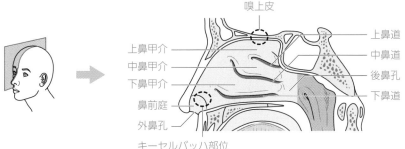

3 副鼻腔

　頭蓋を構成する骨のうち，上顎骨・篩骨・蝶形骨・前頭骨には副鼻腔と呼ばれる空洞がある．副鼻腔は鼻腔と交通しており，頭蓋骨の軽量化や発声の共鳴腔などの役割をもつ．

①上顎洞：上顎骨の内部にある副鼻腔で，4つのうち最も大きい．
②篩骨洞(篩骨蜂巣)：篩骨の内部にある副鼻腔で，多数の小さな含気腔からなる．
③蝶形骨洞：蝶形骨の内部にある副鼻腔で，左右に分かれている．
④前頭洞：前頭骨の内部にある副鼻腔で，大きさに個人差がある．

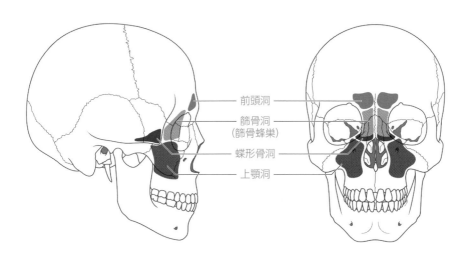

前頭洞
篩骨洞
(篩骨蜂巣)
蝶形骨洞
上顎洞

MEMO

鼻腔の役割

　空気は左右の外鼻孔を通過し，鼻腔へと吸い込まれる．鼻腔の大部分は多列線毛上皮からなる鼻粘膜によって覆われており，多くの鼻腺をもつ．鼻腔は主に以下の役割をもつ．

- ●鼻前庭から生える鼻毛により，大きい塵埃を取り除く．
- ●鼻腺から分泌される鼻汁に小さい塵埃を吸着させて取り除き，同時に空気の加湿を行う．
- ●鼻腔の内面は上・中・下鼻甲介が張り出すことにより，表面積が広くなっている．この構造によって吸い込んだ空気が鼻粘膜に触れる範囲が増大し，効率よく加温が行われている．

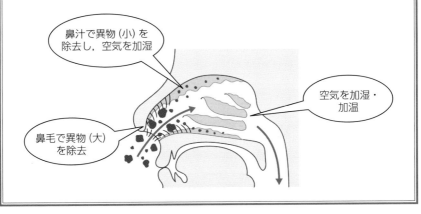

鼻汁で異物（小）を
除去し，空気を加湿

空気を加湿・
加温

鼻毛で異物（大）
を除去

4 咽頭
<small>いんとう</small>

　「食物と空気の通路の交差点」に相当する部位で，鼻腔・口腔・喉頭・食道と
それぞれつながる．上方から順に以下の3部に区分される．

①咽頭鼻部：

　軟口蓋よりも上方の部位で，後鼻孔によって鼻腔とつながる．両側壁には耳管
咽頭口があり，耳管を介して中耳の鼓室と連絡している．また後壁上方にはリ
ンパ小節が多数集まり，咽頭扁桃を形成している．

②咽頭口部：

　軟口蓋と喉頭蓋の間の部位で，口峡によって口腔とつながる．口蓋舌弓と口蓋
咽頭弓の間には口蓋扁桃，舌根の周囲には舌扁桃がそれぞれみられる．

③咽頭喉頭部：

　喉頭蓋と食道の間の部位で，前方では喉頭口を通じて喉頭，後方では食道とつ
ながっている．喉頭口の上縁にある突き出た部位は喉頭蓋と呼ばれ，嚥下の際
に後方に倒れて食塊が気道に入るのを防ぐ．喉頭蓋と舌根の間には喉頭蓋谷，
喉頭口の左右には梨状陥凹（食塊や液体が食道へ移動する通路）がそれぞれみら
れる．

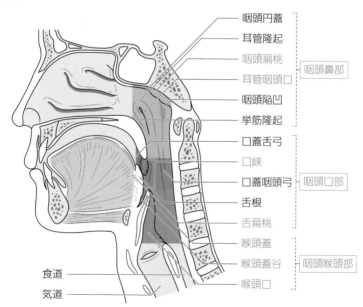

咽頭円蓋
耳管隆起
咽頭扁桃
耳管咽頭口　｝咽頭鼻部
咽頭陥凹
挙筋隆起
口蓋舌弓
口峡
口蓋咽頭弓　｝咽頭口部
舌根
舌扁桃
喉頭蓋
食道
気道
喉頭蓋谷　｝咽頭喉頭部
喉頭口

5 喉頭の軟骨
こうとう　なんこつ

喉頭の軟骨は，以下の6種類によって構成されている.

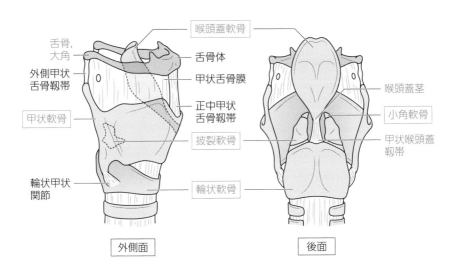

舌骨，大角
外側甲状舌骨靱帯
甲状軟骨
輪状甲状関節

喉頭蓋軟骨
舌骨体
甲状舌骨膜
正中甲状舌骨靱帯
披裂軟骨
輪状軟骨

喉頭蓋茎
小角軟骨
甲状喉頭蓋靱帯

外側面

後面

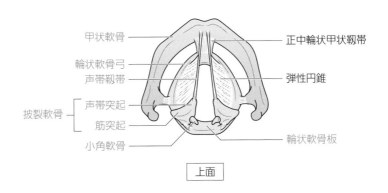

甲状軟骨
輪状軟骨弓
声帯靱帯
披裂軟骨 — 声帯突起
筋突起
小角軟骨

正中輪状甲状靱帯
弾性円錐
輪状軟骨板

上面

1 甲状軟骨

6種類の中で最も大きい軟骨で，喉頭の前外側壁を構成している．甲状軟骨には以下の部位がある．

① 喉頭隆起：

甲状軟骨の正中にある突出部で，喉仏に相当する．女性よりも男性で突出しており，通称，アダムの林檎と呼ばれる．喉頭隆起の左右の部位は，それぞれ左板・右板という．

② 上角：

左板・右板の後縁の上方に伸びた部位で，外側甲状舌骨靭帯によって舌骨の大角とつながっている．

③ 下角：

左板・右板の後縁の下方に伸びた部位で，輪状軟骨との間に輪状甲状関節を形成している．

④ 斜線：

左板・右板の外側面にある斜めに盛り上がった部分で，胸骨甲状筋と下咽頭収縮筋が起始し，甲状舌骨筋が停止している．

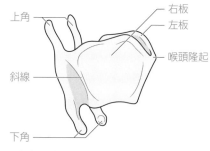

甲状軟骨（外側面）

2 輪状軟骨

甲状軟骨の下方にある輪状の軟骨で，さらにその下方では気管軟骨が位置している．

① 輪状軟骨弓：

輪状軟骨の前方部のアーチ状の部分．

② 輪状軟骨板：

輪状軟骨の後方部で，前方部よりも高さがある．

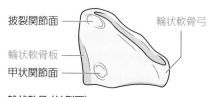

輪状軟骨（外側面）

3 披裂軟骨 (ひれつなんこつ)

輪状軟骨の上に載る左右一対の小さい軟骨で，甲状軟骨の内側面に位置している．披裂軟骨には，以下の部位がある．

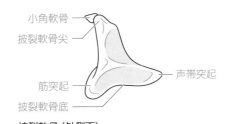

披裂軟骨 (外側面)

① 披裂軟骨尖 (ひれつなんこつせん)：
　披裂軟骨の上方の突起部で，小角軟骨 (しょうかく) を下方から支えている．

② 披裂軟骨底 (ひれつなんこつてい)：
　披裂軟骨の下端部で，輪状軟骨板との関節面をもつ．

③ 筋突起 (きんとっき)：
　披裂軟骨の後下方にある突起部で，後・外側輪状披裂筋 (こう・がいそくりんじょうひれつきん) が停止している．

④ 声帯突起 (せいたいとっき)：
　披裂軟骨の前下方にある突起部で，声帯靱帯 (せいたいじんたい) が付着している．

4 喉頭蓋軟骨 (こうとうがいなんこつ) (p.81 図：外側面・後面)

舌骨の後方にある，木の葉のような形状をした軟骨．嚥下 (えんげ) の際に後方へ倒れ，食塊 (しょっかい) が気道 (きどう) に入らないようにする働きをもつ．以下の靱帯により，周囲の骨と連結している．

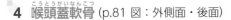

● 甲状軟骨の後面：下端の喉頭蓋茎 (こうとうがいけい) から伸びる甲状喉頭蓋靱帯 (こうじょうこうとうがいじんたい) により連結する．
● 舌骨：舌骨喉頭蓋靱帯 (ぜっこつこうとうがいじんたい) により連結する．

5 小角軟骨 (しょうかくなんこつ) (p.81 図：後面・上面)

小さい円錐状の軟骨で，披裂軟骨尖の上方にのる．

6 楔状軟骨 (けつじょうなんこつ) 〔p.85 図：外側面 (甲状披裂筋)〕

披裂喉頭蓋ヒダ (ひれつこうとうがい) (披裂軟骨尖から喉頭蓋の外側に張る粘膜ヒダ) の中にある小さな軟骨．

6 喉頭の筋

喉頭内にある固有の筋を喉頭筋という．また外喉頭筋（舌骨下筋群などの喉頭を動かす筋）に対し，内喉頭筋と呼ばれることもある．喉頭筋には以下の7つがあり，輪状甲状筋のみが迷走神経の上喉頭神経外枝に支配されるが，他のすべては反回神経の下喉頭神経によって支配される（上喉頭神経内枝は感覚性で，声帯ヒダの上方の粘膜に分布している）．

① 輪状甲状筋：

喉頭の前外側面にある扇状の筋で，直部と斜部からなる．声帯ヒダを前後に伸ばして緊張させる働きをもつ．臨床上，前筋と呼ばれる．

② 後輪状披裂筋：

輪状軟骨板の後面から起こった後に披裂軟骨の筋突起に付着する筋で，声門裂を開く役割をもつ．臨床上，後筋と呼ばれる．

③ 外側輪状披裂筋：

輪状軟骨の上外側面から起こった後に披裂軟骨の筋突起に付着する筋で，声門裂を閉じる役割をもつ．臨床上，側筋と呼ばれる．

④ 横披裂筋：

左右の披裂軟骨の外側縁を横方向につなぐ筋で，声門裂を閉じる役割をもつ．臨床上，横筋と呼ばれる．

⑤ 斜披裂筋：

披裂軟骨の筋突起と対側の披裂軟骨尖を斜め方向につなぐ筋で，声門裂を閉じる役割をもつ．横披裂筋と共に臨床上，横筋と呼ばれる．

⑥ 甲状披裂筋：

主に甲状軟骨の後面正中の下部から起こった後に，披裂軟骨と披裂喉頭蓋ヒダに付着する筋．声帯靱帯を弛緩させると共に，声門裂を閉じる役割をもつ．臨床上，内筋と呼ばれる．

⑦ 声帯筋：

披裂軟骨の声帯突起から起こった後に，声帯靱帯と甲状軟骨の後面正中部に付着する筋．声帯靱帯の緊張を部分的に変え，声の高さを調整する役割をもつ．

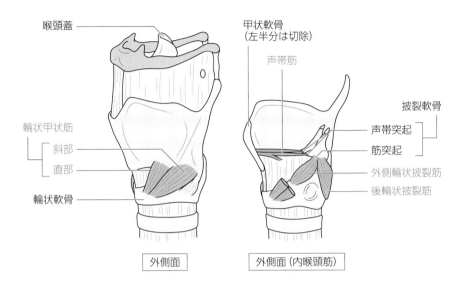

外側面

外側面（内喉頭筋）

喉頭蓋

輪状甲状筋
斜部
直部

輪状軟骨

甲状軟骨
（左半分は切除）

声帯筋

披裂軟骨
声帯突起
筋突起

外側輪状披裂筋

後輪状披裂筋

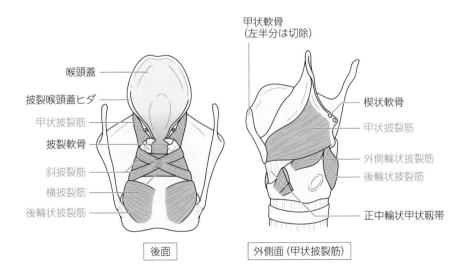

後面

外側面（甲状披裂筋）

喉頭蓋

披裂喉頭蓋ヒダ

甲状披裂筋

披裂軟骨

斜披裂筋

横披裂筋

後輪状披裂筋

甲状軟骨
（左半分は切除）

楔状軟骨

甲状披裂筋

外側輪状披裂筋

後輪状披裂筋

正中輪状甲状靭帯

7 喉頭腔

　舌根下部の高さで咽頭前壁に開く部位は喉頭口と呼ばれ，そこから輪状軟骨の下縁までの間を喉頭腔という．内部には前庭ヒダと声帯ヒダが突き出ており，喉頭腔を3つの領域に区分している．

①喉頭前庭：

　喉頭口から前庭ヒダまでの領域で，左右の前庭ヒダの間は前庭裂と呼ばれている．

②喉頭室：

　前庭ヒダと声帯ヒダの間の領域で，外側に膨隆している．

③声門下腔：

　声帯ヒダから輪状軟骨の下縁までの領域で，下方には気管が続く．左右の声帯ヒダの間隙は声門裂と呼ばれ，前庭裂よりも狭い．また，左右の声帯ヒダと声門裂を合わせて声門と呼び，この部位を呼気が通過することによって音声が発生する．

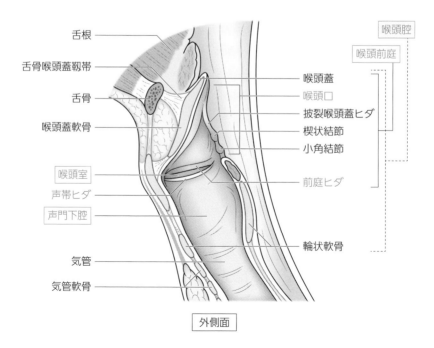

外側面

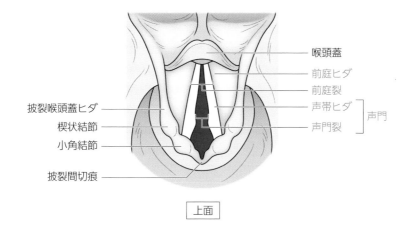

喉頭蓋
前庭ヒダ
前庭裂
声帯ヒダ ┐
声門裂 ┘ 声門

披裂喉頭蓋ヒダ
楔状結節
小角結節

披裂間切痕

上面

もっと! 知りたい

発声と構音

「声を出す」という行為は，発声と構音の2つの過程によって行われる.

1 発声
声の生成を行う過程で，喉頭において以下の順で行われる.
①喉頭の声門を一時的に閉じておく.
②加圧された呼気が声門を通過する.
③呼気の圧により，声帯が振動する.
④声帯の振動の程度により，さまざまな高さや強さの声がつくり出される.

2 構音
喉頭で作られた声を会話で用いる音声に仕上げる過程で，口腔・咽頭において以下の順で行われる.
①舌・上顎と下顎の歯列・口唇・軟口蓋などを動かし，口腔と咽頭の形状を変化させる.
②喉頭で作られた声がそこを通過することにより，さまざまな母音や子音の音声がつくり出される.

―――――――
※ 口唇を閉じて鼻腔から呼気を出すだけでは，構音が行われず「うなり声」にしかならない.

8 気管と気管支

1 気管

喉頭から続く管状の構造物で，第6頸椎の高さで始まった後に第4・5胸椎の高さで左右の主気管支に分かれる．気管のすぐ後方には食道が位置している．

- ●気管軟骨：気管の前面と側面をU字状に取り囲む15〜20個の軟骨で，硝子軟骨によって形成されている．
- ●膜性壁：気管と食道の間にある平滑筋の膜．
- ●甲状腺：気管の前方にある内分泌腺で，後面の両側上下には副甲状腺 (上皮小体) がある．

2 気管支

①左・右主気管支：

肺門を通過して肺に入る気管支で，分岐の角度と太さ，長さに左右差がある．

分岐の角度 ▶	右側が25°，左側が45° (右側が鋭角，左側が鈍角)
気管支の太さ ▶	右側が太く，左側が細い
気管支の長さ ▶	右側が短く，左側が長い

上記により，誤って気管に入った異物は右主気管支を通過して右肺に侵入しやすい (誤嚥性肺炎の原因となる)．

②左・右葉気管支：

各肺葉 (p.94) に対応した気管支で左は2本，右は3本の枝に分かれる．

③区域気管支：

各肺区域 (p.96) に対応する気管支で左は8本，右は10本に分かれる．

④細気管支：

直径1〜2 mmの細い気管支で，細気管支以降は軟骨は存在しない．

⑤終末細気管支：

細気管支と呼吸細気管支の間の領域．

⑥呼吸細気管支：

細気管支の末端部で，肺胞 (p.90) へとつながる．

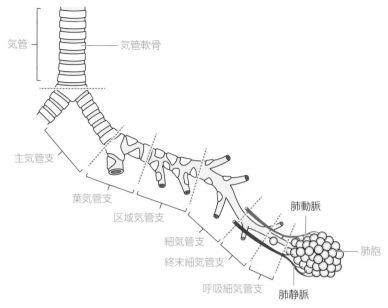

気管の分岐と名称の模式図

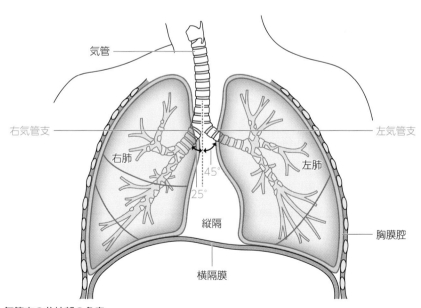

気管支の分岐部の角度

9 肺胞
はいほう

　肺胞は細気管支の末端部にある直径200 μmの袋状の構造物で，肺胞内の
さいきかんし
空気と毛細血管内の血液との間のガス交換の場としての役割をもつ．肺胞の数
もうさいけっかん
は約3億個で，全表面積は約150 m²に及ぶ．肺胞壁は単層円柱上皮によって
たんそうえんちゅうじょうひ
構成されており，その表面は2種類の上皮細胞によって覆われている．

①Ⅰ型肺胞上皮細胞：
いちがたはいほうじょうひさいぼう
　薄く扁平な細胞で，ガス交換に関わっている．
②Ⅱ型肺胞上皮細胞：
にがた
　厚くやや丸い形状をした細胞で，肺表面活性物質（サーファクタント）を分泌し
はいひょうめんかっせいぶっしつ
ている．肺表面活性物質は肺胞の表面張力を低下させ，ガスと接触する表面積
を増大させる作用をもつ．

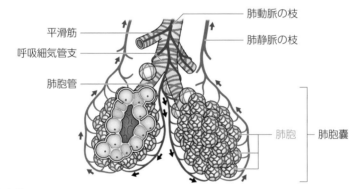

肺胞と血管

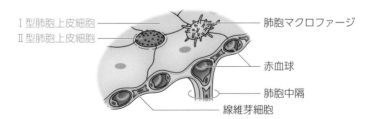

肺胞の上皮細胞

呼吸のメカニズム

　換気は肺が自ら膨張・収縮して行っているのではなく, 胸膜腔内圧の増減により受動的に行われている. 吸気・呼気の過程をビンや風船などを用い, 以下に模式的に示す.

①ビンは胸郭, 風船は肺胞, 管は気管, ゴム膜は横隔膜と想定する.

②ゴム栓を通して管を挿入し, その先端に風船を付ける.

③底が抜けたビンの底面にゴム膜を貼る. この時点で風船とビンの間の空間は, 胸膜腔に相当する.

④ゴム膜を下方に引くと, ビンの中の容積が増加するため内部が陰圧となる (横隔膜の収縮に相当する).

⑤その結果, 容積に見合うだけの空気が風船内に流入する. これが吸息に当たる.

⑥ゴム膜を元の位置に戻すと, 風船は縮んで中の空気は外部に出る. これが呼息に相当する.

⑦上記に加え, 生体では胸郭自体の拡大・復元も起こる.

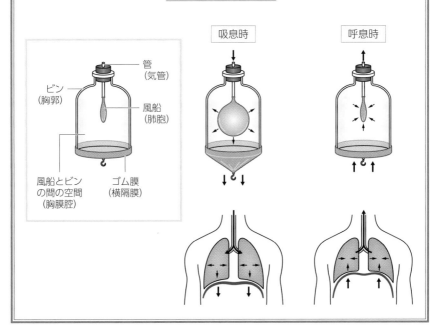

管
(気管)

ビン
(胸郭)

風船
(肺胞)

風船とビン
の間の空間
(胸膜腔)

ゴム膜
(横隔膜)

吸息時

呼息時

10 胸膜（きょうまく）

　左右の肺を覆う漿膜（しょうまく）は胸膜とよばれ，覆う対象によって臓側胸膜（ぞうそくきょうまく）と壁側胸膜（へきそくきょうまく）に区分される．

　また臓側胸膜と壁側胸膜は肺門（はいもん）の領域で連続しており，その間の領域を<u>胸膜腔（くう）という．胸膜腔は陰圧となっており，正常では約5mLの漿液（しょうえき）が入っている</u>．

① 臓側胸膜：肺の表面を覆う胸膜．

② 壁側胸膜：胸壁の内面を覆う胸膜で，その上端は胸膜頂（きょうまくちょう）と呼ばれる．また接する部位に対応し，肋骨部（ろっこつぶ）・横隔膜部（おうかくまくぶ）・縦隔部（じゅうかくぶ）に区分される．

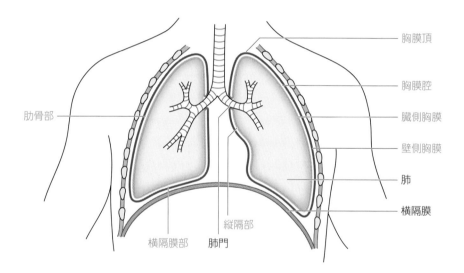

肋骨部　　胸膜頂　胸膜腔　臓側胸膜　壁側胸膜　肺　横隔膜　縦隔部　横隔膜部　肺門

11 胸膜洞
きょうまくどう

　胸膜腔の前方と下方にある空間は胸膜洞と呼ばれ，吸気時に拡張した肺が入り込む領域となっている．

①肋骨縦隔洞：前方に位置する胸膜洞で，肋骨部と縦隔部の移行部にある．
②肋骨横隔洞：下方に位置する最大の胸膜洞で，肋骨部と横隔膜部の移行部にある．

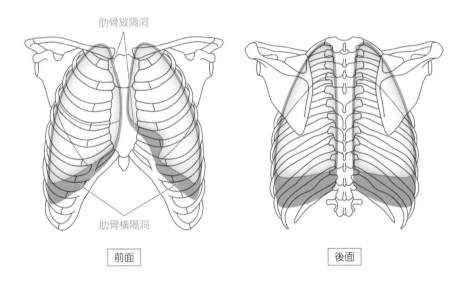

肋骨縦隔洞

肋骨横隔洞

前面　　　　　　　　　　後面

12 肺の外形

1 肺の外形

①肺尖：肺の上部にある丸く突き出た部位で，鎖骨内側の約 2 cm 上方に位置している．

②肺底：肺の下部にある広がった部位で，横隔膜と接している．

③肺門：肺の内側中央にある部位で，主気管支や肺動脈・肺静脈，気管支動脈・気管支静脈，リンパ管，神経などが出入りしている．

2 右肺

上葉・中葉・下葉に区分される．各葉の間には臓側胸膜 (p.92) が入り込み，2つの裂を形成している．

①斜裂：上・中葉を下葉から隔てる裂．

②水平裂：上葉と中葉を隔てる裂で，右肺にしか存在しない．

③心圧痕：右肺の内側面にあるくぼみで，心臓が接している．

3 左肺

上葉・下葉に区分される (左肺に裂は 1 つしかない)．

①斜裂：上葉と下葉を隔てる裂．

②心圧痕：左肺の内側面にある心臓が接するくぼみで，右肺の心圧痕よりも大きい．

③心切痕：左肺の前縁下部にある切痕部で，心臓の心尖に対応した形状になっている．

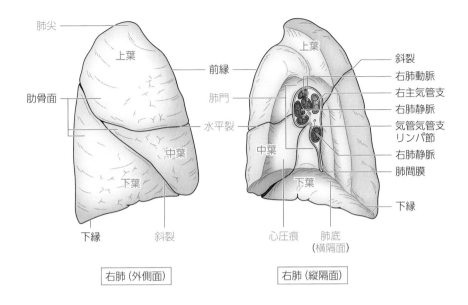

肺尖

上葉

前縁

肋骨面

水平裂

中葉

下葉

下縁　　斜裂

右肺（外側面）

上葉

肺門

中葉

下葉

心圧痕　肺底
（横隔面）

右肺（縦隔面）

斜裂
右肺動脈
右主気管支
右肺静脈
気管気管支
リンパ節
右肺静脈
肺間膜

下縁

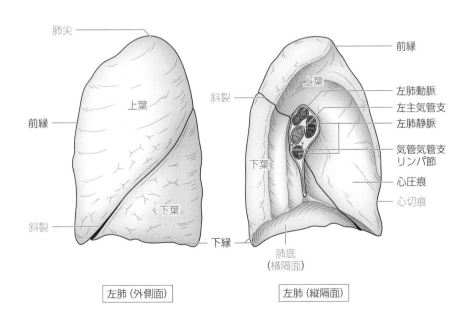

肺尖

上葉

前縁

斜裂

下葉

右肺（外側面）

前縁

斜裂

上葉

左肺動脈
左主気管支
左肺静脈
気管気管支
リンパ節
心圧痕
心切痕

下葉

下縁

肺底
（横隔面）

左肺（外側面）　　左肺（縦隔面）

13 肺区域
は い く いき

　左右の肺は区域気管支とそれに伴行する肺動脈により，いくつかの肺区域に区分される．肺区域は肺の肉眼的な構成単位であり，外科的に肺を切除する際の基準としても用いられる．

　肺区域は右肺では10本の区域気管支に対応して10区域 (S1〜10※) に分かれるのに対し，左肺ではS1とS2が癒合してS1＋2となり，S7が欠番となるため区域数が少ない (通常では8区域)．

右肺の区域気管支と肺区域※

	区域気管支		肺区域
右上葉 気管支	肺尖枝 (B1)	右上葉	肺尖区 (S1)
	後上葉枝 (B2)		後上葉区 (S2)
	前上葉枝 (B3)		前上葉区 (S3)
右中葉 気管支	外側中葉枝 (B4)	右中葉	外側中葉区 (S4)
	内側中葉枝 (B5)		内側中葉区 (S5)
右下葉 気管支	上ー下葉枝 (B6)	右下葉	上ー下葉区 (S6)
	内側肺底枝 (B7)		内側肺底区 (S7)
	前肺底枝 (B8)		前肺底区 (S8)
	外側肺底枝 (B9)		外側肺底区 (S9)
	後肺底枝 (B10)		後肺底区 (S10)

左肺の区域気管支と肺区域※

	区域気管支		肺区域
左上葉 気管支	肺尖後枝 (B1＋2)	左上葉	肺尖後区 (S1＋2)
	前上葉枝 (B3)		前上葉区 (S3)
	上舌枝 (B4)		上舌区 (S4)
	下舌枝 (B5)		下舌区 (S5)
左下葉 気管支	上ー下葉枝 (B6)	左下葉	上ー下葉区 (S6)
	前肺底枝 (B8)		前肺底区 (S8)
	外側肺底枝 (B9)		外側肺底区 (S9)
	後肺底枝 (B10)		後肺底区 (S10)

※ Bはbronchus (気管支)，Sはsegment (区分，部位) の頭文字．

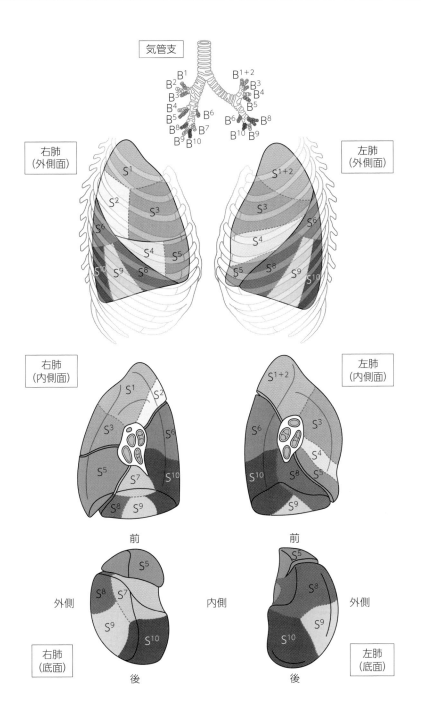

気管支

B^1　B^{1+2}
B^2　B^3
B^3　B^4
B^4　B^5
B^5　B^6
B^8　B^7　B^8
B^9　B^{10}　B^{10}　B^9

右肺
（外側面）

S^1
S^2
S^3
S^6
S^4　S^5
S^{10}　S^9　S^8

左肺
（外側面）

S^{1+2}
S^3
S^6
S^4
S^5　S^8　S^9　S^{10}

右肺
（内側面）

S^1　S^2
S^3　S^6
S^5　S^7　S^{10}
S^8　S^9

左肺
（内側面）

S^{1+2}
S^6　S^3
S^4
S^{10}　S^8　S^5
S^9

前

S^5
外側　S^8　S^7　内側
S^9
S^{10}

右肺
（底面）

後

前

S^5
S^4　外側
S^{10}　S^9
後

左肺
（底面）

ブロンコ体操

　左右の肺の肺区域を正確に覚えることは，呼吸器疾患の病変を理解する上で重要である．肺区域の学習に際し，島根大学医学部附属病院 病院医学教育センターの長尾大志先生が考案した「ブロンコ体操」が非常に有用なため，以下に紹介する．

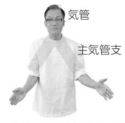

気管

主気管支

自身が気管支になりきって
やってみてください

$B^1 \blacktriangleright S^1, S^{1+2}$　　　　$B^2 \blacktriangleright S^2, S^{1+2}$

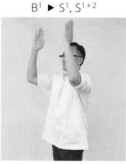
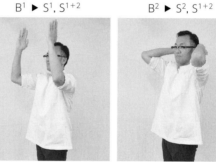

$B^3 \blacktriangleright S^3$　　　　$B^4 \blacktriangleright S^4$　　　　$B^5 \blacktriangleright S^5$

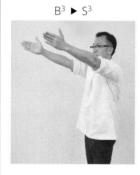
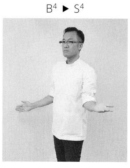
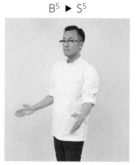

$B^6 \blacktriangleright S^6$

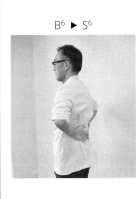

$B^7 \blacktriangleright S^7$

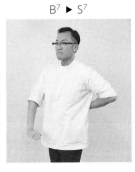

$B^8 \blacktriangleright S^8$

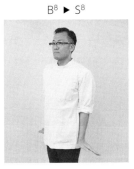

$B^9 \blacktriangleright S^9$

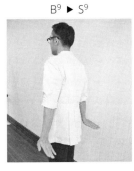

$B^{10} \blacktriangleright S^{10}$

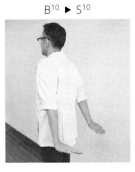

動画はこちら

[文献] ブロンコ体操：長尾大志：やさしイイ胸部画像教室【実践編】，日本医事新報社，2021，
p11 より改変引用

14 肺の血管

肺に出入りする血管は，機能血管と栄養血管に区分される.

1 肺の機能血管

肺の機能血管は肺動脈と肺静脈があり，肺循環 (p.2) に関わる.

①肺動脈：

<u>静脈血が通過する血管</u>で，右心室から肺動脈幹として出た後に左肺動脈と右肺動脈に分かれる．その後に肺門を通過して肺に達し，左肺動脈は上葉・下葉動脈，右肺動脈は上葉・中葉・下葉動脈に分岐する．また左右の肺動脈の分岐部には，動脈管索がある (p.10).

②肺静脈：

<u>動脈血が通過する血管</u>で左右の上・下肺静脈がそれぞれ合流し，左肺静脈と右肺静脈となる．肺静脈は肺門を通過した後に，左心房へと注ぐ.

2 肺の栄養血管：

肺の栄養血管は気管支動脈・静脈がある.

①左・右気管支動脈：

肺門を通過した後に気管支とともに分岐し，<u>肺の組織と気管支および臓側胸膜を栄養する</u>.

②左・右気管支静脈：

肺門を通過した後に奇静脈または半奇静脈 (p.66) に注ぐ.

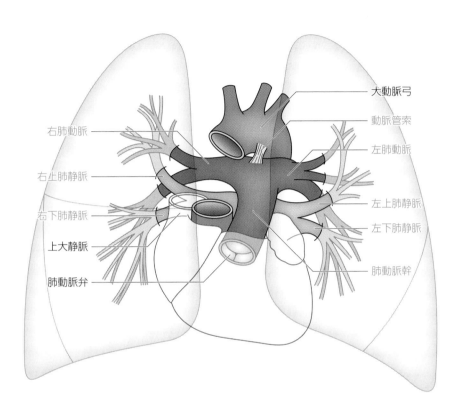

右肺動脈

右上肺静脈

右下肺静脈

上大静脈

肺動脈弁

大動脈弓

動脈管索

左肺動脈

左上肺静脈

左下肺静脈

肺動脈幹

フローボリューム曲線

最大吸気位から努力呼気を行った際の, 呼気気流速度 (フロー) と肺気量 (ボリューム) の関係を表した曲線をフローボリューム曲線という. 計測はスパイロメーターによって行われ, 気道閉塞の部位と換気障害の程度の評価に用いられる.

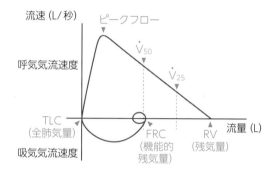

- ●ピークフロー：フローボリューム曲線の肺気量の最大値で, 低下した場合は中枢気道の閉塞が疑われる.
- ●$\dot{V}_{50}$：肺活量の50％における気流速度※.
- ●$\dot{V}_{25}$：肺活量の25％における気流速度で, 低下した場合は末梢気道の閉塞が疑われる.

また健常者のフローボリューム曲線と比較し，閉塞性換気障害・拘束性換気障害 (p.115) では以下のように変化する．

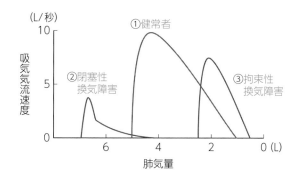

①健常者のパターン
　ピークフローまで呼気気流速度は急速に増加し，その後は直線的に低下する．
②閉塞性換気障害 (肺気腫など) のパターン
　閉塞性換気障害では全肺気量や残気量が増加するため，フローボリューム曲線は高肺気量位に描かれる．ピークフローが非常に低く，その後の$\dot{V}_{50}$・$\dot{V}_{25}$も低くなる．
③拘束性換気障害 (間質性肺炎など) のパターン
　拘束性換気障害では全肺気量や残気量が低下するため，フローボリューム曲線は低肺気量位に描かれる．肺活量が低下してしまうため，健常者のパターンよりも肺気量の範囲も狭くなる．ピークフロー後は，ほぼ直線的に低下する．

※ $\dot{V}$は「ブイ ドット」と読む．

酸素解離曲線とBohr効果

　酸素 (O_2) は赤血球に含まれる**ヘモグロビン** (Hb) と結合し，全身へと運ばれる．ヘモグロビンが酸素を結合・遊離するかは，周囲の**酸素分圧** (Po_2) によって決まる．ヘモグロビンと酸素の結合の関係性は**酸素解離曲線**と呼ばれる緩やかなS字状の曲線を描く．

図1

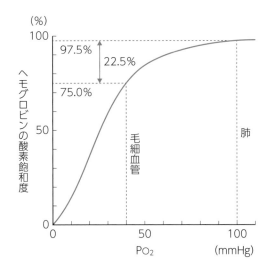

　肺の酸素分圧は約100 mmHgであるため，酸素飽和度は**97.5%**となる．肺に対し，末梢の毛細血管では組織の細胞によって酸素が消費されるため，酸素分圧は**約40 mmHg**にまで低下する．その結果，酸素飽和度も**75.0%**まで低下する．つまり**22.5%** (97.5−75.0＝22.5%) の酸素がヘモグロビンから離れ，細胞に利用されていることになる．

　また酸素解離曲線は以下の要因によって右側にシフトし，酸素がヘモグロビンから離れやすくなる．この現象はBohr効果^{ボーア}と呼ばれ，末梢への酸素供給量を効率的に増加させる働きをもつ．

①P_{CO_2}の増加（P_{O_2}の低下）
　酸素の需要増加に伴い，曲線の右側へのシフトが起こる．
②pHの低下
　pHが低下して**アシドーシス**（p.107）になるとヘモグロビンの酸素能が低下し，ヘモグロビンから酸素が解離する．その結果，酸素飽和度が低下して曲線が右側にシフトする．
③血液の温度上昇
　体温上昇に伴って酸素の需要が増加し，ヘモグロビンからの酸素の遊離が起こる．その結果，酸素解離曲線が右側にシフトする．
④血中2,3-DPG（2,3-ジホスホグリセリン酸）の濃度上昇
　2,3-DPGは赤血球の解糖過程で産生される物質で，ヘモグロビンから酸素を遊離させる作用をもつ．その結果，濃度の上昇に伴って曲線の右側へのシフトが起こる．

図2

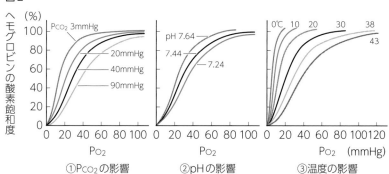

①P_{CO_2}の影響　②pHの影響　③温度の影響

[文献] 図1・図2：坂井建雄，他（著）：系統看護学講座-専門基礎分野　解剖生理学（第11版）．医学書院，2022，p130　より転載

15 肺の神経

　肺に分布する神経は，気管支分岐部の前面と後面で前肺神経叢と後肺神経叢を形成している．肺神経叢には迷走神経から起こる副交感神経線維と，交感神経幹から起こる交感神経線維が加わっている．肺神経叢は後肺神経叢がより発達しており，以下の働きを行っている．

● 副交感神経の刺激は気管支を収縮させ，気管支腺の分泌を促進させる．
● 交感神経の刺激は気管支を拡張させ，気管支腺の分泌を抑制する．
● 肺の伸展受容器からの求心性インパルスは，Hering-Breuer反射による呼吸パターンの調節を引き起こす．
● 気道粘膜への刺激は，咳反射を引き起こす．

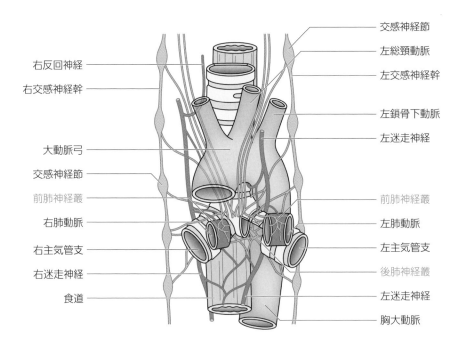

右反回神経
右交感神経幹
大動脈弓
交感神経節
前肺神経叢
右肺動脈
右主気管支
右迷走神経
食道

交感神経節
左総頸動脈
左交感神経幹
左鎖骨下動脈
左迷走神経
前肺神経叢
左肺動脈
左主気管支
後肺神経叢
左迷走神経
胸大動脈

酸塩基平衡とアルカローシス・アシドーシス

　細胞外液は**水素イオン (H⁺)** の濃度が高い場合は**酸性**，低い場合は**アルカリ性**となる．水素イオンの濃度はpH[※]によって示され，血液では**7.4±0.05**の弱アルカリ性に維持されている．この酸とアルカリが平衡に調整されている状態は**酸塩基平衡**と呼ばれ，<u>生命維持に関わる酵素活性が最大となる</u>．酵素活性はpHが酸性・アルカリ性のいずれに傾いても低下し，代謝が円滑に行われなくなる．pHの異常はその原因により，以下のように分類される．

❶ アシドーシス

　血液中の酸の濃度が増加 (ないしアルカリの濃度が減少) した病態を，アシドーシスという．また，pHが7.35を下回った状態は酸血症 (アシデミア) と呼ばれている．

　① 呼吸性アシドーシス

　　呼吸量の減少により，動脈血二酸化炭素分圧 (P_aCO_2) が増加した状態．COPDなどによる肺胞換気障害が原因となる．

　② 代謝性アシドーシス

　　各種の代謝異常によってpHが酸性に傾く状態で，**腎不全・下痢・高カリウム (K⁺) 血症**などが原因となる．

❷ アルカローシス

　血液中のアルカリの濃度が増加 (ないし酸の濃度が減少) した病態を，アルカローシスという．また，pHが7.45を上回った状態はアルカリ血症 (アルカレミア) と呼ばれている．

　① 呼吸性アルカローシス

　　呼吸量の増加により，血中の二酸化炭素 (CO_2) が低下した状態．**過換気症候群**などが原因となる．

　② 代謝性アルカローシス

　　各種の代謝異常によってpHがアルカリ性に傾く状態で，**嘔吐・体液量低下・低カリウム (K⁺) 血症**などが原因となる．

※ 「ペーハー」と呼ばれることもあるが，現在では計量単位規則により，「ピーエイチ」と定められている．

16　呼吸中枢

　呼吸運動は延髄にある呼吸中枢により，覚醒・睡眠時を問わず周期的に行われている．呼吸中枢は以下からインパルスを受け，呼吸筋 (p.112) を収縮させて呼吸リズムを調節している．また呼吸中枢は迷走神経の枝である反回神経を介し，喉頭筋 (p.84) も支配している．

① 末梢の化学受容器：
　頸動脈小体と大動脈小体は動脈血酸素分圧 (PaO₂) が低下すると舌咽神経・迷走神経を介して興奮を伝え，呼吸を促進させる．

② 中枢の化学受容器：
　延髄網様体の一部にある化学受容器は動脈血二酸化炭素分圧 (PaCO₂) が上昇すると興奮し，呼吸を促進させる．

③ ヘーリング-ブロイエル反射：
　下記のコラムを参照．

④ 大脳皮質や大脳辺縁系などの上位脳：
　会話や笑い，泣きなどの行動性の呼吸を調節する．

MEMO

ヘーリング-ブロイエル反射※

　気管支や細気管支の壁には，伸展受容器が存在している．吸息時に壁が伸展することによって伸展受容器は興奮し，そのインパルスは迷走神経を介して中枢に向かう．その結果，吸息が終了して呼息が始まり，呼吸パターンが形成される．この一連の反射は，ヘーリング-ブロイエル反射と呼ばれている．

――――――
※ ヘーリング-ブロイヤー反射と記載される場合もある．

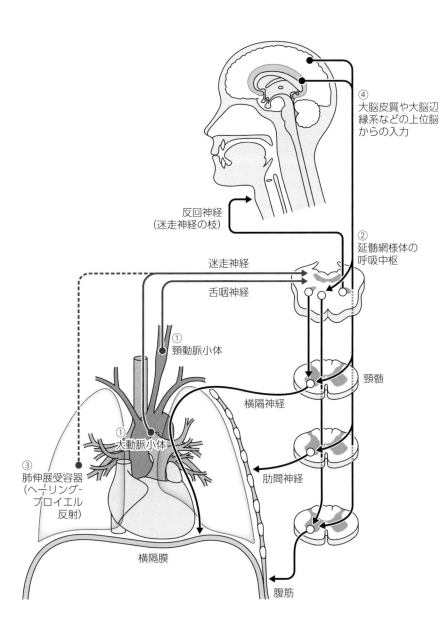

④
大脳皮質や大脳辺
縁系などの上位脳
からの入力

②
延髄網様体の
呼吸中枢

反回神経
(迷走神経の枝)

迷走神経

舌咽神経

① 頸動脈小体

① 大動脈小体

横隔神経

頸髄

肋間神経

③
肺伸展受容器
(ヘーリング-
ブロイエル
反射)

横隔膜

腹筋

17 縦隔（じゅうかく）

胸腔（きょうくう）のうち，左右の肺にはさまれた領域を縦隔という．縦隔は前方は胸骨（きょうこつ），後方は胸椎（きょうつい），側方は壁側胸膜（へきそくきょうまく）と接し，上方は頸部（けいぶ），下方は横隔膜（おうかくまく）がある．大きく上縦隔（じょうじゅうかく）と下縦隔（かじゅうかく）に区分され，下縦隔は心臓を中心として前（ぜん）・中（ちゅう）・後縦隔（こうじゅうかく）に分かれる．

1 上縦隔

縦隔の上部．胸腺（きょうせん），食道（しょくどう），気管（きかん），大動脈弓（だいどうみゃくきゅう），上大静脈（じょうだいじょうみゃく），奇静脈（きじょうみゃく），横隔神経（おうかくしんけい），迷走神経（めいそうしん けい）などを含む．

2 下縦隔

① 前縦隔：胸骨と心臓の間の領域．内胸動脈（ないきょうどうみゃく）の枝や胸腺の下部などを含む．
② 中縦隔：心臓を含む領域．心臓，心膜（しんまく），心臓に出入りする各脈管を含む．
③ 後縦隔：心臓と脊柱（せきちゅう）の間の領域．食道，気管支（きかんし），胸大動脈（きょうだいどうみゃく），奇静脈，半奇静脈（はんきじょうみゃく），胸管（きょうかん），交感神経幹（こうかんしんけいかん），内臓神経などを含む．

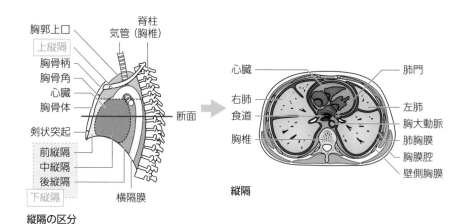

縦隔の区分

縦隔

横隔膜を貫通する構造物

横隔膜はドームのように持ち上がった膜状の筋で，横隔神経 (C3〜5) によって支配されている．胸骨部・肋骨部・腰椎部から起こった筋線維は中央部に集まり，腱中心という停止部を形成する．横隔膜には3つの開口部があり，それぞれ以下が通過している．

① 大静脈孔：腱中心に開く孔で下大静脈，右横隔神経が通過する．
② 大動脈裂孔：横隔膜後方部の左脚と右脚の間にできた孔で大動脈，胸管，奇静脈が通過する．
③ 食道裂孔：後方の筋線維束の間に開く孔で食道，前・後迷走神経幹，左胃動脈・左胃静脈の食道枝が通過する．

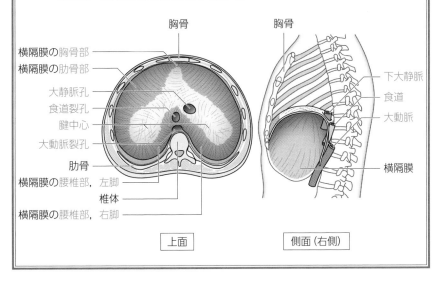

胸骨
胸骨
横隔膜の胸骨部
横隔膜の肋骨部
大静脈孔
食道裂孔
腱中心
大動脈裂孔
肋骨
横隔膜の腰椎部，左脚
椎体
横隔膜の腰椎部，右脚
下大静脈
食道
大動脈
横隔膜

上面
側面（右側）

18 呼吸筋
こきゅうきん

呼吸に関わる筋は呼吸筋と呼ばれ，吸気筋・呼気筋・補助呼吸筋※に区分される．呼吸の形式により，呼吸筋は以下のように関与する．

1 安静吸気
あんせいきゅうき

吸気筋
- 外肋間筋：肋骨を上方に引き上げ，胸腔の容積を増大させる．
  がいろっかんきん　ろっこつ　　　　　　　　　　　　きょうくう
- 横隔膜：収縮に伴って腱中心が下降し，胸腔を拡大させる．
  おうかくまく　　　　　　　　けんちゅうしん

2 安静呼気
あんせいこき

胸郭と肺の弾性によって行われるため，呼吸筋の関与はない．
きょうかく

3 努力吸気
どりょくきゅうき

呼吸筋に加えて補助呼吸筋が収縮することにより，胸郭の上部がさらに引き上げられて胸腔の容積が増大する．

吸気筋	補助呼吸筋
● 外肋間筋 ● 横隔膜	● 胸鎖乳突筋：胸骨・鎖骨を挙上させる． ● 前・中・後斜角筋：第1・2肋骨を挙上させる． ● 大・小胸筋：肋骨の挙上と胸郭の拡大に関与する．

＋

4 努力呼気
どりょくこき

呼気筋	補助呼吸筋
● 内肋間筋：肋骨を下方に引き下げ，肺を圧縮して空気を呼出させる．	● 腹直筋・内腹斜筋・外腹斜筋・腹横筋：収縮することによって腹圧を上昇させ，横隔膜を押し上げる．

＋

※ 吸息筋，呼息筋と記載されることもある．また補助呼吸筋の種類については文献による差異があり，僧帽筋・肩甲挙筋・肋骨挙筋・腰方形筋・脊柱起立筋などを含める場合もある（本書では主要な筋のみを記載）．
きゅうそくきん　こそくきん

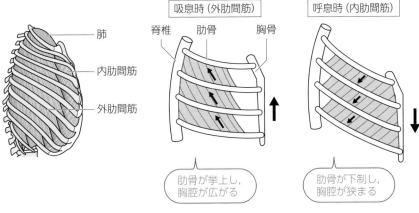

吸息時（外肋間筋）　　呼息時（内肋間筋）

肺

内肋間筋

外肋間筋

脊椎　　肋骨　　胸骨

肋骨が挙上し，
胸腔が広がる

肋骨が下制し，
胸腔が狭まる

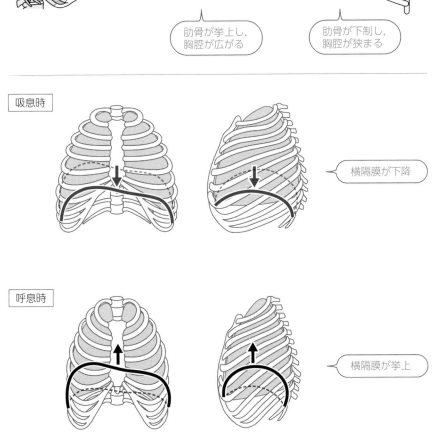

吸息時

横隔膜が下降

呼息時

横隔膜が挙上

19 異常呼吸

　正常な呼吸は自律神経の支配により，規則正しいリズムで繰り返されている．疾患によって呼吸に関わる機能が障害されると呼吸数や換気量，リズムなどが不規則になる．この状態は異常呼吸と呼ばれ，代表的なものには以下がある．

1 睡眠時無呼吸症候群 (SAS：sleep apnea syndrome)

10秒間以上の無呼吸が，1時間の睡眠中に5回以上出現する状態．喉頭の筋の閉塞などによる**閉塞性**，呼吸中枢の影響による**中枢性**，その両者による**混合性**などに分類される．

2 Cheyne-Stokes (チェーン-ストークス) 呼吸

無呼吸状態の後に1回換気量が漸増・漸減した呼吸が出現し，再び無呼吸となる．重症の中枢神経疾患や心不全の末期に出現する．

3 Kussmaul (クスマウル) 呼吸

深くて早い呼吸が特徴で，重度の糖尿病や尿毒症による**代謝性アシドーシス**に対する代償性呼吸として起こる．

正常呼吸

無呼吸
チェーン-ストークス呼吸

クスマウル呼吸

図：坂井建雄，他 (著)：系統看護学講座-専門基礎分野　解剖生理学 (第11版)．医学書院，2022，p123　より転載

4 ビオー呼吸

Cheyne-Stokes呼吸と類似した異常呼吸で，漸増・漸減を伴わない一過性の頻呼吸と無呼吸が繰り返して起こる．主に中枢神経の病変が原因となる．

20　閉塞性換気障害と拘束性換気障害
へいそくせいかんきしょうがい　こうそくせいかんきしょうがい

　換気が十分に行えない状態は換気障害と呼ばれ，1秒率ないし%肺活量の程度によって以下のように分類される.

1　閉塞性換気障害

　気道の狭窄や閉塞などにより，1秒率が70%未満になった状態を閉塞性換気障害という．代表的な疾患に気管支喘息，慢性閉塞性肺疾患※ (COPD : chronic obstructive pulmonary disease) などがある.

2　拘束性換気障害

　さまざまな原因によって肺の拡張が妨げられた結果，%肺活量が80%未満になった状態を拘束性換気障害という．代表的な疾患に間質性肺炎，肺線維症，重症筋無力症などがある.

3　混合性換気障害

　1秒率が70%未満かつ%肺活量も80%未満になった状態を混合性換気障害という.

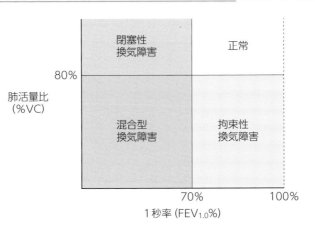

※ 主に喫煙による肺の炎症が原因となる疾患で，慢性気管支炎，肺気腫もしくは両者の合併によって起こる.

INDEX

和文索引　※太字は主要説明箇所を示す

数字・欧文索引

著者略歴

町田　志樹 （まちだ　しき）

了徳寺大学 健康科学部 理学療法学科・医学教育センター 講師．理学療法士，博士（医学）．
新潟リハビリテーション専門学校（現．新潟リハビリテーション大学）卒業後，2010 年より順天堂大学 大学院医学研究科 解剖学・生体構造科学講座 研究生として解剖学を学ぶ．2015 年に同大学　博士課程を修了（入学資格審査合格のため，修士課程免除）し，博士（医学）を取得．理学療法士養成校や大学で教鞭をとりつつ，解剖学の卒後教育をコンセプトとした講習会「いまさら聞けない解剖学」を全国で展開している．また新型コロナウイルス感染拡大に伴い自宅学習を余儀なくされた学生のために，オンライン無料解剖学講義 "Stay's anatomy" を配信している．主な著書に『PT・OT ビジュアルテキスト専門基礎　解剖学』（羊土社 2018 年），『町田志樹の聴いて覚える起始停止』（三輪書店 2019 年）など．

※追加情報がある場合は弊社ウェブサイト内「正誤表／補足情報」のページに掲載いたします．
https://www.miwapubl.com/user_data/supplement.php

まちだしき　き　　　おぼ　　　かいぼうがく　　じゅんかんき　こきゅうき プラスしんでん ず　へん
町田志樹の聴いて覚える解剖学　循環器・呼吸器＋心電図 編

発　行	2023 年 3 月 1 日　第 1 版第 1 刷 ©
著　者	町田志樹
発行者	青山　智
発行所	株式会社 三輪書店
	〒 113-0033　東京都文京区本郷 6-17-9　本郷綱ビル
	TEL 03-3816-7796　FAX 03-3816-7756
	http://www.miwapubl.com
映像制作	中島卓也
装　丁	星子卓也（001 株式会社）
印刷所	株式会社 真興社